古代导引养生辑要

姜　敏　编著

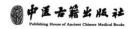
中医古籍出版社
Publishing House of Ancient Chinese Medical Books

图书在版编目（CIP）数据

古代导引养生辑要/姜敏编著 . -- 北京：中医古
籍出版社，2019.8
ISBN 978 - 7 - 5152 - 1656 - 0

Ⅰ.①古… Ⅱ.①姜… Ⅲ.①导引－养生（中医）
Ⅳ.①R247.4

中国版本图书馆 CIP 数据核字（2018）第 058680 号

古代导引养生辑要

姜 敏 编著

责任编辑 张 磊
封面设计 宝蕾元
出版发行 中医古籍出版社
社 址 北京东直门内南小街 16 号（100700）
电 话 010 - 64089446（总编室） 010 - 64002949（发行部）
网 址 www.zhongyiguji.com.cn
印 刷 北京博图彩色印刷有限公司
开 本 710mm×1000mm 1/16
印 张 21.25
字 数 240 千字
版 次 2019 年 8 月第 1 版 2019 年 8 月第 1 次印刷
标准书号 ISBN 978 - 7 - 5152 - 1656 - 0
定 价 86.00 元

编写说明

　　导引养生是我国古代养生学的重要组成部分，是历代先贤及民众在同疾病和衰老做斗争的过程中，不断创造、积累、总结、提炼出来的一整套行之有效的医疗保健方法和理论，即以养生延年和"治未病"的预防观点为理论基础，以我国传统自我锻炼和不药自疗的手段，以达到调节自身气血运行、祛病健身、强体延年的目的。古代导引养生术是我国传统文化的宝贵遗产，在几千年的不断积累和完善变化过程中，流传至今的导引术式种类繁多，历朝历代都有对后世具有深远影响的导引术，发掘和整理这些古老而具有旺盛生命力的养生方法，不仅可以丰富中医传统养生保健方法，而且对当今大众的养生、保健具有重要的现实指导意义。

　　本书分导引养生概论、导引养生简史、古代导引养生功三章。第一、第二章分别介绍了导引养生的含义、基本方法、导引养生的作用及导引养生简史，第三章参考了近三十年来出版及发表的有关古代导引术的专著及论文，或因其为源，或因其影响较大为选择依据，选取古代有代表意义的导引术共三十六种，介绍各个导引术的来源、特点及养生意义，辑录和整理这些术式的功法，其中有三十四种导引术附有原文。

编者希望以导引集锦的形式，为广大导引养生爱好者提供多种选择，使之能够找到一套便于自学习练的古代导引养生术，为大众的养生保健尽一份微薄之力。

内容提要

　　古代导引养生术是我国传统养生文化的重要内容，流传至今的导引术式种类繁多。本书介绍了导引养生的含义、基本方法、养生作用及导引养生简史，并参考近三十年来出版的有关古代导引术的专著，辑录和整理了历朝历代有代表意义的导引术共三十六种。

　　本书以导引集锦的形式，为导引养生爱好者提供多种选择，为大众的养生保健创造便利条件，并提供了解和学习古代导引的快捷途径，可用于古代导引术的推广和普及。

目录

第一章　导引养生概论

导引养生是我国古代养生学的重要组成部分，自先秦古籍中出现至今已有两千多年的历史，是历代先贤及民众在同疾病和衰老做斗争的过程中，不断创造、积累、总结、提炼出来的行之有效的医疗保健方法，并形成了完整的中医养生防病理论，为我国传统文化的宝贵遗产。导引养生以养生保健和"治未病"的预防观念为理论基础，以自我锻炼和不药自疗为手段，达到调节自身气血运行、祛病健身、强体延年、养生防病的目的。发掘和整理这些古老而仍然具有旺盛生命力的养生法，不仅可以丰富中医传统养生保健方法，对当今民众的养生、保健也具有重要的现实指导意义。

一、导引的含义

导引，起源于上古，发源于"中央"，流布于四方。《素问·异法方宜论》云："中央者，其地平以湿，天地所以生万物也众，其民食杂而不劳，故其病多痿厥寒热，其治宜导引按跷，故导引按跷者，亦从中央出也。"《吕氏春秋·古乐》亦云："昔陶唐氏之始，阴多滞伏而湛积，水道壅塞，不行其源，民气郁阏而滞著，筋骨瑟缩不达，故作舞以宣导之。"由此可知，四千多年以前的新石器时代晚期，已形成用于祛病的导引法。

导引是一种自我调节身体气血运行，以祛病健身为目的的养生法或健身术。"导引"一语，最先见于先秦的《庄子·刻意》，其文云："吹呴呼吸，吐故纳新，熊经鸟伸，为寿而已矣。此导引之士，养形之人，彭祖寿考者之所好也。"晋代李颐注云：导引为"导气令和，引体令柔"，即指"导引"具有导气和引体两个方面的内容；唐代成玄英则疏为"导引神气，以养形魄，延年之道，驻形之术"，强调了导引的养生健身、延年益寿作用。唐代王冰在《重广补注黄帝内经素问》注中认为，导引是"摇筋骨，动肢节"。而唐代慧琳在《一切经音义·卷十八》言："凡人自摩自捏，伸缩手足，除劳去烦，名为导引。"即把自我按摩归在导引之内。《抱朴子·别旨》认为："夫导引不在于立名，象物、粉绘、表形、著图，但无名状也。或伸屈，或俯仰，或行卧，或倚立，或踟躅，或徐步，或吟，或息，皆导引也。"以上解释所包含的内容虽不同，但都表明导引是以肢体运动为主，配合呼吸吐纳，追求长寿的一种运动方式。通过导引，可身心并炼，内外兼修，调和气血，强健脏腑，防治疾病，延年益寿。

通常认为导引有广义与狭义之分。广义导引包括静、动两方面的修炼，如唐代成玄英《南华真经注疏》所云："吹冷呼而吐故，呴暖吸而纳新，如熊攀树而自经，类鸟飞空而伸脚……故彭祖八百岁，白石三千年，寿考之人，即此之类。"清代吴尚先《理瀹骈文》亦言："呼吸纳新，熊经鸟伸八字，即导引法也。"郭沫若在《奴隶制时代》一书中论及《行气玉佩铭》时指出："古人所说的道（导）引，即今人所说的气功。"此处所言之气功，即是包括静功、动功在内的广义导引。狭义导引是以自我按摩为主要方式的动功修炼及活动。如《三国志·华佗传》所云，五禽戏能"除疾，并利蹄足，以当导引"；亦如杨上善在《黄帝内经太素·遗文》所言："导引，谓熊经鸟伸、五禽戏等，近愈痿躄万病，远取长生久视也。"

本书所辑录的各种导引法，为狭义导引。

二、导引的基本方法

导引是一种以保养精气神为主的身心并炼、内外兼养的健身养生方法。导引方法，最早如《庄子·刻意》所述，只是吹呴呼吸，吐故纳新，熊经鸟伸。此后随着导引法的不断丰富和发展，导引所包含的方法逐渐增多。目前导引的基本方法包括引体、导气、按摩、叩齿、漱咽、存想等六方面。

（一）引体

引体即依照功法要求，采用不同方式运动肢体，或伸或屈，或俯或仰。其中最有特色的是模仿动物活动形态的引体"熊经鸟伸"。汉代高诱注云："经，动摇也；伸，频伸也。"唐代成玄英疏曰："如熊攀树而可自悬，类鸟飞空而伸其脚也。"

（二）导气

导气是在引体的同时，为调节体内气血运行而进行的呼、吸、吐、纳，即所谓"导气令和"。《太清导引养生经》云："所以导引者，令人支（肢）体骨节中诸邪气皆去，正气存处……行气者则可补于里，导引者（此指'引体'）则可治于四肢。"如本书第三章所录的灵剑子导引法就是导气与引体相配合的导引法。

（三）按摩

导引中的按摩是一种自我按摩，即"自摩自捏"，不包括他人按摩。自我按摩有振、掞、顿、拔、按、捺、拗、伸等多种手法，如清代郑文焯《医故》所言："古之按摩，皆躬自运动，振、掞、顿、拔、按、捺、拗、伸，通其百节之灵，尽其四肢之敏。"

自我按摩不同的部位，可有不同的保健强身功效。如《灵剑子引导子午记》云"捏目四眦，常行之，目能洞见""拭摩神庭（面），能令人面有光泽，皱斑不生""上朝一元（以两手乘额上），能固脑坚发"，等等。《太清道林摄生论》中的"自按摩法"和"老子按摩法"，即是把按摩与引体结合在一起的导引法。

（四）叩齿

上下牙齿轻轻叩合即为叩齿。在导引中，叩齿可有两种功效，功效一为坚固牙齿，如《抱朴子·杂应》云："清晨建齿三百过者，永不动摇。"功效二为集神凝聚，如《道枢·众妙篇》云："叩齿七过，以集其神。"清代长寿者李青云在《长生不老秘诀》中说："叩齿者，所以集体中之神，而使之凝聚也。法当将上下牙齿连叩三十六次，使微微作声，但不可行之过急，叩之极响，以徐缓轻微为主。若过急，则伤神。"

（五）漱咽

漱咽是延龄益寿的修炼方法之一，即将口中唾液经过舌的搅拌（又称"鼓漱"），然后汩汩咽下，又称"练精"。《诸病源候论·虚劳羸瘦候》中"养生方"云："朝朝服玉泉，使人丁壮，有颜色，去虫而牢齿也。玉泉，口中唾也。朝未起，早漱口中唾，满口乃吞之。辄琢齿二七过。如此者三乃止，名曰练精。"漱咽可独用，亦可与其他方法配合运用，如八段锦导引法和陈希夷导引坐功图势导引法均为漱咽与引体配合运用。

（六）存想

存想是一种意念功法，又作存思。唐代养生家司马承祯所撰《天隐子》云："存谓存我之神，想谓想我之身。"存想可单独运用，亦可与其他功法配合运用。八段锦导引法中"闭目冥心坐，握固静思神""尽此一口气，想火烧脐轮""发火遍烧身"，即是"存想"的运用。

以上六种导引基本方法在实际运用中应灵活多变，配合使用。采用导引锻炼身体，应循序渐进，不能操之过急，否则欲速则不达。由于导引名目繁多，方法各异，应根据不同人的体质、年龄、性别个性化选择。锻炼之前，要情绪稳定，呼吸自然，动作缓和，全身肌肉放松、自然。以导引来养生防病，不可能在一朝一夕短时获效，须建立持之以恒、常练不懈的习练理念。

三、导引的养生作用

古代导引通过各种功法进行活动锻炼和呼吸吐纳，加强体内外的气体交换，可以帮助消化，通利关节，促进血液循环，有助津液运化，利于废物排泄，积极调节人体新陈代谢，从而发挥祛病延年的作用。

《素问·异法方宜论》中指出"其病多痿厥寒热，其治宜导引按跷"。华佗向弟子传授五禽戏时亦云："亦以除疾，并利蹄足，以当导引，体中不快，起作一禽之戏，沾濡汗出，因上著粉，身体轻便，腹中欲食。"《元鉴导引法》则概括说："导引秘经，千有余条，或以逆却未生之疾病，或以攻治已结之笃疾，行之有效，非空言也。"导引的作用源自"流水不腐，户枢不蠹"的哲理，华佗云："动摇则谷气得消，血脉流通，病不得生，犹户枢不朽是也。"

导引的养生作用体现为平秘阴阳、调和气血、疏通经络、培育真气、扶正祛邪、强健筋骨。

（一）平秘阴阳

"平秘阴阳"也叫'阴平阳秘"，是人体追求的健康状态，也是中医治疗各种疾病的基本准则。人体生命活动的正常进行，身体健康的维护，都凭借机体在不断地运动和变化中保持阴阳平衡。如果人体内的阴阳处于动态平衡，即人体生理功能正常，气血和畅，生命活动旺盛，也就不会生病，即"阴平阳秘，精气乃治"。如果阴阳失去动态平衡，或阳盛阴衰，或阴盛阳衰，甚则阴阳离决，就会使人的生命活动能力减弱，疾病随之而生，甚至死亡，即所谓"孤阴不生，孤阳不长""阴阳离决，精气乃绝"。

导引的作用就是各种功法以不同的运动形式和手段，根据人体阴阳的强弱盛衰而损益，以期达到阴阳平衡。中医认为盛为实，衰为虚。在养生保健及治疗中应实则泻之，虚则补之。因动为阳，静为阴，故阳盛则静之，阴盛则动之。导引术就是凭借动静结合，外动内静，动中求静，而助人体实现"动静互根，阴阳平秘"。

（二）调和气血

气血是人体生命活动的重要因素，气血和畅，生命活动就得以正常进行；气血失调，就会发生疾病。中医学认为，气为血帅，气行则血行，气滞则血滞。如李用粹《证治汇补》所言："活血必先顺气，气降血自下行；温血必先温气，气暖而血自运动；养血必先养气，气旺而血自生。"导引主要是通过运动肢体和呼吸吐纳等手段来促进体内气的交换及血的运行。尤其以导引法中的行气功对调和气血具有重要作用，在功法的运用过程中，不仅积极调节体内气的运行，同时对血液循环也产生重要影响。有研究表明，导引术中的陈式太极拳功法不仅对中老年人的肺功能及免疫功能有良好的改善作用，还有助于提高心脏功能，增加心肌供血，减少心肌耗氧量，使心力储备加强。

（三）疏通经络

经络是人体气血运行和输布的通道，它将五脏六腑与体表各部位联结成一个统一的整体系统。如果经络系统保持通畅，则人体气血畅通，生命活动正常。若经络异常，人体的机能活动就发生障碍，产生疾病。其中"气"的推动作用是实现经络畅通、血液运行的关键。在导引中，通过引体、导气及"自摩自捏"，对人体的经脉穴位进行疏达和点揉，从而形成一种良性刺激，刺激信号通过神经传导作用，传入大脑皮质，经分析调整后，再传出反射到某部位上，使之产生相应的变化，促进人体组织、脏腑器官的功能恢复和加强。通过挤、压、摩等方式作用于人体背脊部，产生解剖学、生物化学、神经体液等各方面不同程度的变化，促进人体内部的各种生理功能趋向正常，消除病理变化。持之以恒地习练，可以起到有效的刺激作用，从而疏通经络。现代医学证明，导引是一种良好的生物物理方法，作用于人体的一定部位，对体表产生压力和摩擦力，产生一系列的生物、物理变化，影响神经传导，改变人体的神经以及神经功能的调节作用，从而达到促进某一组织器官功能的作用。在陈希夷导引坐功图势这一导引术中，各导引功法就是依不同的经脉而编排，通过疏通或强化不同的经脉，以防治不同的时令疾患。

（四）培育真气

真气，又称"元气"。《灵枢·刺节真邪》云："真气者，所授于天，与谷气并而充身也。"即指真气是人体呼入的自然之气与饮食水谷所化生的水谷之气相合而成，充养全身，维持及推动人体的生命活动。导引的各种功法通过调呼吸、促消化而实现培育真气的作用。

（五）扶正祛邪

"正"即正气，是人体抗御病邪，维持正常生命活动的一切物质和机能的概括。"邪"是指各种致病因素。人生活在自然及社会之中，体内持续存在着正邪之争，"正邪相争"的胜负，决定着疾病的产生和转化。如果正气占了优势，一方面疾病就难以产生，另一方面亦可使已生之病向着痊愈方向转化。如果邪气占了优势，一方面易生疾病，另一方面可使已病者向恶化方向发展。所以，人要养生保健，强体祛病，就要经常采取有效的措施以"扶正祛邪"。《素问·通评虚实论》云："邪气盛则实，精气夺则虚。"《素问·三部九候论》提出："实则泻之，虚则补之。"《素问·调经论》亦云："有余泻之，不足补之。"这种补虚泻实，就是扶正祛邪，而所有的导引法不论是祛病、补益还是健身，都有补虚泻实的作用。

（六）强健筋骨

导引不仅可"内练精、气、神"，还能"外练筋、骨、皮"。通过采用不同方式运动肢体，或伸或屈，或俯或仰，使导引具有强健筋骨的作用，尤其体现在易筋经和太极拳的习练上。

总之，导引既可防病治病，强身健体，益寿延年，又可强筋骨，增气力，是适宜全民尤其是体弱者和老年人的安全有效的健身养生方法。

第二章　导引养生简史

一、导引的起源

导引术的起源与我国原始祖先的居住环境和生产类型密切相关。《吕氏春秋·古乐》载："昔陶唐氏之时，阴多滞伏而湛积，水道壅塞，不行其源，民气郁阏而滞著，筋骨瑟缩不达，故作舞以宣导之。"这种宣导之舞就是导引术的萌芽。

人类在长期与疾病做斗争的过程中逐渐认识到运动对人体健康有良好作用，是防治某些疾病的重要手段。孟频《帝王统录》引《教坊记》云："昔阴康氏，次葛天氏，元气肇分，灾疹未殊，民多重腿之疾，思所以通利关节，是始制舞。"这表明早在原始氏族社会，人们便已用"舞"这一形式"宣导"血脉，通利关节，疏达筋骨。这种用于治疗由于潮湿而引起"筋骨瑟缩""重腿之疾"的"大舞"，即古代导引的最初形式，是导引的本源。后世把导引又称作"宣导法"，其源盖出于此。

由此可见，我国古代导引源于疗病和健身，是由古代民众在长期同疾病和衰老做斗争中逐渐创造和发展起来。

二、先秦时期导引的应用

先秦时期，导引广泛应用于治病除疾和健身养生，并初步形成了自然经验理论。《素问·异法方宜论》云："中央者，其地平以湿……故其病多痿厥寒热，共治宜导引按跷，故导引按跷亦中央出也。"此"导引按跷"是用来治疗由潮湿而引起的某些疾病。由此可知，春秋战国时期，导引已广泛用于医疗以治病除疾，这在《黄帝内经》中多有体现，如《素问·血气形志》云"形苦志乐，病生于筋，治之以熨引"；《素问·奇病论》以导引治疗"息积"；《灵枢·病传》言："或有导引、行气、乔摩、灸熨、刺、焫、饮药之一者。"可见在先秦时期导引已用于治疗很多病痛。与此同时，导引还广泛应用于保健养生。我国出土的玉器拓片《行气玉佩铭》，是战国时期（约公元前380年左右）的文物，有铭文45个字，讲述了行气的全过程，记载了导引的具体方法。可见，春秋战国时期导引行气已广泛应用于健身养生，并形成一种理论。

三、秦汉时期导引的发展

秦汉时期，导引养生理论得到进一步发展，突出表现在帛画导引图和华佗五禽戏的出现。

秦朝对医学非常重视，由于医药书未被列入秦始皇焚书的范围，因而先秦时期包括导引在内的一些医药养生古籍得以继续流传。《汉书·艺文志》所载《黄帝杂子步引十二卷》及《黄帝岐伯按摩十卷》，是秦朝流传下来的最早的导引专著，只可惜后来散失了。

汉兴，导引在不同领域得到了新的发展。一方面，有些推崇老庄思想的人和方士（有方术之士）积极运用导引术来养生，把道家（实际上是仙家）的神秘色彩逐渐渗入到导引之中，认为导引为"度百世而不死"的妙方。例如，汉初张良从赤松子游，"乃学辟谷导引轻身"（《史记·留侯世家》），李少君、东方朔等人倡导"以导气养性"（《论衡·道虚》），后汉娇慎"仰慕松乔导引之术"（《后汉书·逸民传》），等等。另一方面，汉代医家在先秦医学基础上在医疗实践中进一步运用导引，如张仲景《金匮要略》云："四肢才觉重滞，即导引、吐纳、针灸、膏摩，勿令九窍闭塞。"《中藏经》认为"导引可以逐客邪于关节"，并明确指出"宜导引而不导引，则使邪侵关节，固结难通"，强调了导引对于关节疾病的重要治疗作用。

1973 年湖南长沙马王堆三号汉墓中出土了一批医书，其中有两篇导引专著，其一为《却谷食气》，其二为《导引图》，二者同在一幅锦帛上。这是迄今所见到最早的《导引图》。全图长约 100 厘米，宽约 50 厘米，单个图像高 9~12 厘米。图中人物性别有男有女，年龄有老有少，衣冠均为一般百姓穿着的样式，每个图像均为运动姿势，独立表达导引方式。所有图式整齐排列成 4 排，每排有 11 个图，图侧有注文，因残缺，能看出的文字只有三十一处。《导引图》中既有用于治病的术式，又有用于健身的术式。有一部分图注明病名和"引"字，"引"即运动肢体的意思。引与病名连在一起，表明该类肢体运动可治相关疾病，如《导引图》第 13 图（从右向左，从上往下数，第二排，第 2 图，其他图亦按此顺序）注为"痛目"，导引图第 20 图注为"引聋"，第 23 图注为"引膝痛"，等等，表明这些是用于治病疗疾的导引术式。在《导引图》中大部分术式未注明病名或"引"字，表明这些导引术式功效广泛，有健身、祛病的作用。《导引图》中有两图注明须配合一定的呼吸方式，如《导引图》第 34 图注明"仰呼"，第 40 图注明"猿呼"等，这表明当时的导引术已经重视四肢运动与呼吸调息的结合。同时《导引图》不但有仿生导引动作称谓，即以动物活动形态命名的术式，还可见导引仿生的图像，如第 41 图注明"熊经"，第 32 图注明"信"（"信"即"伸"，就是"鸟伸"），第 31 图注明"鹞北"（即鹞飞），第 25 图注明"鹤听"（即鹤唳），还有"猿呼""螳螂""龙登""龟恨"等图。值得注意的是，在《导引图》中有使用器物的图像，为一妇女做体侧运动，双手斜举，双目注视盘中物，近似螳螂觅食状。此外，《导引图》第 30 图注明"以仗通阴阳"，为一妇女双手持长棍，左上右下，弯腰下俯，做屈身转体状。不过《导引图》中各个图像是独立的，彼此之间没有联系，表现为一术治一病或数术治一病，尚未形成相互联系的成套术式。而所绘四十四个不同导引形态则表明，导引术在汉初已普及于社会。

1984 年在湖北省江陵县张家山汉墓中出土的西汉初年汉简《引书》，是一部专门记述导引与养生的著作。《引书》有文无图，字迹清晰，内容齐全，刚好弥补了《导引图》因残损而无法通读的不足。文中所述众多导引术式，基本上互不相联。但到了汉末出现的"五禽戏"，则具有成套术式雏型。

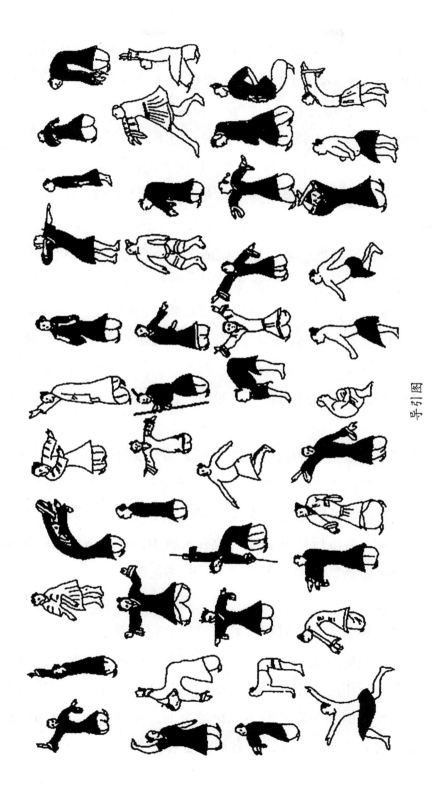

导引图

　　"五禽戏"为汉末名医华佗（？—208）在继承前人有关导引的理论和实践的基础上，模仿五种禽兽的活动形态而创编的。在"五禽戏"之前，虽已有以动物姿态命名的导引术式，如《引书》中以动物命名的导引术式多达十余种，但不同的是，华佗不仅提出"五禽戏"之名，而且对其来源、作用和动作术式都做了说明，对当时导引的传播和发展发挥了很大作用。后世陈寿为华佗所立传云："佗语普（吴普，华佗弟子）曰：'人体欲得劳动，但不当使极耳。动摇则谷气得消，血脉流通，病不得生，譬犹户枢不朽是也。是以古之仙者为导引之事，熊颈鸱顾，引挽腰体，动诸关节，以求难老。吾有一术，名为五禽之戏：一曰虎，二曰鹿，三曰熊，四曰猿，五曰鸟。亦以除疾，并利蹄足，以当导引。体中不快，起作一禽之戏，沾濡汗出，因上著粉，身体轻便，腹中欲食。'普施行之，年九十余，耳目聪明，齿牙完坚。"（《三国志·华佗传》）

　　华佗"五禽戏"的出现，把导引的发展向前推进了一大步，开创了导引发展的一个新的分支——"五禽戏"。惜华佗"五禽戏"术式早已失传，虽然《后汉书·艺文志》载有《华佗五禽诀一卷》，但有目无文，后世所传五禽戏均为后人所为，不过南北朝时陶弘景《养性延命录》所辑五禽戏诀，因距华佗时代稍近，可能与原法更加接近。

　　总之，导引在秦汉时期受到比较广泛的重视，当时很多著名论著中都提到导引之名，连政论家崔寔在其所著《政论》中也说导引有强身延年之作用。秦汉时期虽然有道家和方士利用导引以求长生不死，但导引发展的主流是健康的，尤其是在健身与疗病的结合上大大前进了一步，具有承前启后、继往开来的作用。

三、魏晋南北朝时期玄学道家对导引的利用

魏晋南北朝时期，导引养生丰富多彩，走上了宗教化道路，为玄学道家积极利用。

魏晋以来玄学盛行，"儒墨之迹见鄙，道家之言遂盛焉"（《晋书·向秀传》）。道家养生法遂在士大夫阶层盛行起来，他们积极利用导引作为养生的手段，因而在导引理论和方法上都渗入了浓厚的道家追求长生不老的养生思想。曹魏之时道家方士（"道家"旧称"隐者""轻物重生之士"）打着黄老的旗号，利用导引行气等方术倡言"神仙"之说，"意在自神其教"（鲁迅《中国小说史略》）。这类方士到汉末尤其活跃，在当时社会上有相当的影响，如"甘陵有甘始，庐江有左慈，阳城有郄俭。始能行气导引，慈晓房中术，俭善辟谷，悉号三百岁"（曹植《辩道论》），此外还有上党王真，陇西封君达，甘陵鲁女生，谯国东郭延年、冷寿光、唐霅，河南卜武、张貌，汝南费长房、蓟子训、鲜奴辜，魏国军吏，河南赵圣卿等。

晋取代曹魏以后，以正统道家自居的养生家开始致力于"延龄益寿""消灾治病"。嵇康、葛洪和南北朝的陶弘景是其代表。

嵇康（224—263）"好言老庄，而尚任侠"（《三国志·王粲传》），著有《养生论》和《答难养生论》等养生理论文章。他认为"修性以保神，安心以全身，爱憎不凄于情，忧喜不留于意，泊然无感，而体气和平，又呼吸吐纳，服食养身，使形神相亲，表里惧济也"，阐发了道家养生思想，并认为导引是延年益寿的重要手段，即所谓"导养得理，以尽性命，上获千余岁，下可数

百年"，此语常为后世道家养生家所引用。

葛洪（284—363）"尤好神仙导养之法"（鲁迅《中国小说史略》），他在《抱朴子》一书中，记述了各种长生方术。他所记述的导引养生法内容极为广泛，包括叩齿、漱咽、摩目、按耳、按面等按摩术和龟鳖行气等气功，具体导引名目有"龙虎导引、熊经、龟咽、莺飞、蛇屈、鸟申、天俯、地仰""猿据、兔惊"等。葛洪认为："夫导引不在于立名，象物、粉绘、表形、著图，但无名状也。或伸屈，或俯仰，或行卧，或倚立，或踯躅，或徐步，或吟，或息，皆导引也。不必每晨为之，但觉身有不理则行之，皆当闭气，节其气冲以通也。亦不待立息数，持气似极，则先以鼻少引入，然口吐出也。缘气闭既久则冲喉，若不更引，而便以口吐，则气一一粗而伤肺矣。如此，但疾愈则已，不可使身汗，有汗则受风，以摇动故也。凡人导引，骨节有声，如不引则声大，声小则筋缓气通也。夫导引疗未患之患，通不和之气，动之则百关气畅，闭之则三宫血凝，实养生之大律，祛疾之玄术矣。"（《抱朴子·别旨》）

葛洪应用导引，讲究实际作用，反对追求形式，强调导引"疗未患之患"，倡导"动之则百关气畅，闭之则三宫血凝"的导引理论，对后世养生家和医家产生了积极的影响。

陶弘景（456—536）为南北朝名医，字通明，号隐居，一生著作很多，《神农本草经集注》《效验方》《养性延命录》等为其代表作。陶弘景推崇道家养生思想，好行导引术，年逾八十而有壮容，所著《养性延命录》为养生专书，是我国历史上第一个对养生资料进行整理辑录的专集，辑录了"上自农黄以来，下及魏晋之际，但有益于养生，乃无损于后患"的养生理论和方法，保存了很多古代导引资料。其中列述前人十二种调气法，提出"吹、呼、嘘、呵、唏、呴"等吐气方法，介绍《导引经》七式（包括啄齿、漱唾、呼吸、活动四肢、熨眼、按目等）、按摩八法（包括坚齿、熨目、接耳、抬发、摩面、摩身等）、躯体运动八式（包括两臂伸直、两手前推、左右开弓、单手托天、两手前筑等）和"五禽戏"等导引方法，还提到以盐沫揩齿、温盐汤洗目、冷水洗面的作用。另外，陶弘景还著有《导引养生图》一卷，"图分三十六势，如鸿鹤徘徊，鸳鸯戢羽之类，各绘象于其上"（《郡斋读书志》）。以上记载表明，南北朝时期导引已渐趋发展成熟，期间导引内容多样化，成套术式不断增多。

　　总之，在魏晋南北朝时期，导引主要为玄学道家所利用，导引养生观充满着道家"潜心虚静，息虑无为"的厌世思想，葛洪、陶弘景是主要代表人物。作为医家的葛洪及陶弘景，亲身习练导引，使导引理论和方法能合乎中医之理，这对后世导引的发展起着很大的作用。

四、隋唐时期导引在医疗上的广泛应用

　　隋唐时期，导引开始在医疗上得到广泛应用。

　　隋朝设有太医署，下设按摩博士二人。唐继承了这一做法，并开设高等专门学校进行传授。贞观年间，设按摩博士一人，按摩师四人，"掌教导引之法，以除疾，损伤、折跌者正之"；又设按摩工五十六人，按摩生十五人，按摩师教按摩生（见《唐书·百官志》和《唐六典》）。可见，在隋唐时期，导引已被官方确定为医疗手段之一，这对其在医疗上的应用产生了重大的影响。此间

隋太医博士巢元方等编撰的医书《诸病源候论》，广泛吸收了前人导引养生和导引疗病的经验与方法，"录于各病源之后，以代药品"。后由清人廖平把这些经验和方法辑成专书，又经曹炳章增补，命名为《巢氏宣导法》，书中关于导引治病的具体术式和操作方法共有二百八十多条，对于各种疾病所应用的导引法都做了详细的说明。

唐朝医家继承了上述做法。王焘在《外台秘要》中按《诸病源候论》原样录入其导引法。孙思邈所撰《摄养枕中方》《备急千金要方》和《千金翼方》，用大量文字论述了导引养生的理论和方法，其中不仅辑有道家导引法，如老子按摩法49势，而且辑有天竺婆罗门按摩法18势，即佛教导引法。唐朝女养生家胡愔（号见素子）所撰《黄庭内景五脏六腑补泻图》，将六气法和导引法按脏腑生理、病理配置，是导引应用的又一大发展。

此外，《隋书·经籍志》在"医方"中列有《行气图一卷》《导引图三卷》，均为隋唐时流行的医用导引图，与马王堆《导引图》类似。

总之，导引在隋唐两代突出的是其在医疗上的应用，而且偏重于肢体运动和自我按摩。而佛教导引的出现与引入医书，也是这个时期导引发展的一个特点。

五、五代至两宋时期导引资料的汇集及创编

五代至两宋期间对导引资料的汇集较为突出，创编了不少行之有效的养生方法，发展了坐功，简化了导引术，出现了八段锦、小劳术和陈希夷导引坐功图，丰富了导引养生理论。

宋天禧年间（1017—1021）导引汇编的代表是张君房汇编的道书《云笈七签》和北宋末南宋初曾慥撰写的《道枢》。

《云笈七签》汇集了大量导引养生资料，如华佗的《五禽戏诀》、陶弘景的《养性延命录》、孙思邈的《摄养枕中方》《彭祖导引法》《赤松子导引法》《宁先生导引法》《王子乔导引法》《婆罗门按摩法》《玄鉴导引法》，以及各种服气法等，而所述导引方法对后世养生保健具有积极的指导意义。

《道枢》是一部道家养生修炼专著，作者曾慥广辑道家养生修炼文献，包括各种导引养生文献，来源广泛，编辑行文严谨。全书共四十二卷，其中的《太清养生》篇《众妙》篇《颐生》篇收入了几十种导引功法。

宋朝理学盛行，在当时被奉为官方思想。在此情形下，一些释家由于"世儒多诋释氏之道"，转而"广引经籍，以证三家一致，辅相其教"（《郡斋读书志》）。道家则转而发展其服气、炼丹以养生（炼丹术在《抱朴子》中已有），与理学家主静相配合，故在宋代服气、炼丹等方术盛行。到南宋时，宣扬这类服气、炼丹方术的书籍充斥民间，单就晁公武《群斋读书志》所载就有《葛仙翁胎息术》一卷、《太清服气口决》一卷、《闭气法》一卷、《坐忘论》一卷、《运气论奥》三卷、《大还丹契秘图》一卷等十多种。由于将服丹、辟谷之说掺入到当时的导引术中，使导引养生被引向了神秘，对导引之后的发展产生了不良的影响。

在宋代，由于道教的长生术与理学主静思想相结合，所以在某种程度上对坐式功法的发展起了一定的促进作用，突出表现为《陈希夷导引坐功图》及八段锦的出现。

《陈希夷导引坐功图》的原型为《道书经络》，共 24 势，分二十四个节气进行，因其主要是在坐位上进行练功，故名坐功。这套坐功主要动作为按膝、捶背、伸展四肢、转身扭颈，每式毕，接着叩齿、漱咽、吐纳。每式均注明可治之症，并用中医经络理论说明其作用。其特点是"以时行功，以经治病"，可"合其所好""偏行之"。这套功法由明代高濂收入《遵生八笺》，每式均有图像，这是迄今所见到的成套术式导引图最多的一种。

八段锦是包括八节连贯的成套术式健身法，分坐式和立式两种。高濂在其《遵生八笺》中辑有《八段锦导引法（诀）》和《八段锦坐功图》，并云"乃古圣相传"，其图与陈希夷坐功图为同一类型。

八段锦与陈希夷坐功，都把导引的应用与中医理论结合在一起，每个名目既说明动作术式，又从中医理论上指明其作用。后人将八段锦改编为十二段锦或十二段功。十二段锦把肢体运动与按摩、吐纳结合进行，具有我国传统健身导引的特点。

宋朝还出现了一种与八段锦相类似的"小劳术"，是宋人蒲虔贯据前人导引术改编的。蒲虔贯撰有《保生要录》，他在该书中说："养生者，形要小劳，无至大疲。故水流则清，滞则污。养生之人，欲血脉常行，如水之流。坐不欲至倦，行不欲至劳。频行不已，然宜稍缓，即是小劳之术也。"他又说："旧引方太烦……不易为也。今此术不择时节，亦无度数，乘闲便作，而见效且速。"其法如下："两臂欲左挽右挽，如挽弓法。或两手双拓，如拓石法。或双拳凿空，或手臂左右前后轻摆，或头项左右顾，或腰胯左右转，时俯时仰，或两手相捉，细细搋，如洗手法。或两手掌相摩令热，按目摩面。"这套小劳术也是八段，可视作八段锦的另一类型。与八段锦不同的地方是蒲虔贯未说明有无呼吸运动，可能做时也要随着动作自然调息，并云此法随时随意为之，各十数次，以见其效果为度。可见，小劳术和八段锦一样，也是一种简便易行的健身法。

六、明清时期对导引的整理与创新

导引在明清时期有比较大的发展，主要表现为对古代导引术的整理与创新。

明代的养生家和医家编撰了很多对古代导引术的整理专著，如《遵生八笺》（高濂编撰）、《养生导引法》《修真秘要》（上述二书均为胡文焕编撰）、《保生心鉴》（铁峰居士编撰）、《养生类纂》（宋代周守忠撰）、《三才图会》（王圻辑）、《养生四要》（万全撰）、《摄生要义》（河滨丈人撰）、《锦身机要》（混混子撰）、《养生类要》（吴正伦撰）、《修龄要旨》（冷谦撰）等。明人较之于宋人，不仅汇集导引资料，而且进行了一定的整理与说明，其中由高濂所编撰的《遵生八笺》就是对后世有深远影响的一部养生专著。

高濂，字深甫，号瑞南道人，钱塘（今浙江杭州）人。他是一位诗人、戏曲作家，著述甚多。今存的有《玉簪记》《节孝记》，及诗文集《雅尚斋诗草》《芳芷楼词》等。高濂的养生之道是乐心陶情，积极锻炼，在生活上全面调整，"节嗜欲，慎起居，远祸患，得安乐"。《遵生八笺》是他在宋人整理的中国古代养生导引文献基础上，整理汇集而成。在整理汇集中，高濂以遵生为主旨，"信怪诞不经""悉删去而不存""御灾防患之术""增入而不置"。《遵生八笺》从《清修妙记笺》《四时调摄笺》《起居安乐笺》《延年却病笺》《饮馔服食笺》《灵秘丹药笺》《燕闲清赏笺》《尘外遐举笺》等八个方面论述和介绍了养生保健、延年却病之术，是一部较系统、全面的养生导引专著。美国人德贞（J·Duageon）于 1895 年将此书译为英文在国外发行，产生了很大影响。《遵生八笺》中的导引养生内容是目前古代养生保健的重要参考资料，该书中所载导引法有陈希夷十二月坐功二十四式（即陈希夷导引坐功图势）、灵剑子四时导引法十五式（即灵剑子导引法）、五脏导引法十二式（即养五脏一腑坐功法，又称胡愔脏腑导引法）、太上混元按摩法四十九式（即老子按摩法）、天竺按摩法十八式（即天竺国按摩法）、天竺按摩法十二式（即天竺按摩法）、八段锦导引法、八段锦坐功图及治万病坐功诀三十四式（即《云笈七签》所载王子乔行气导引法），共八种。

《夷门广牍》（明代周覆靖撰）与《遵生八笺》同时成书，是一本非常有价值的古代导引书，其所述导引法大多传自明朝。此书辑有导引图"七十有二种"，每图均有功法说明，是当时辑导引图较多的一部书，其中包括五禽书五图、八段锦八图、诸仙行功四十七图（每图均说明所治病症）及华山十二睡功图（即陈希夷睡功图）。

清代导引依旧运用于医疗。清人吴尚先在其所著医书《理瀹骈文》中介绍了按摩补五脏法、导引去五脏风邪积聚法及导引治诸病法，说："按庄子呼吸吐纳、熊经鸟伸八字即导引法也。此外有老子四十二势、婆罗门十二势、赤松子十八势、钟离八势、胡见素五脏十二势，大概不出前诸法中……易筋经有举、提、拉、按、抱、抓、坠、推八法亦可参。""今人不讲摩浴（即导引按摩），故不知耳。"

明清时期导引在健身养生方面有很大的进步和创新，开始广泛流行习练五禽戏、八段锦、易筋经（明天启年间已有抄本）等各种立式导引术以及可兼作医疗保健的太极拳。这些立式导引法对古代导引术进行了改造与创新，将导引各节连贯成套，使身体全面活动；将坐式改为立式，加强内脏器官的调炼；同时功法有诀有图，更加简化易练。

这个时期导引养生的代表人物有明朝万全、高濂、胡文焕及清朝的颜元、尤乘。一方面他们非常重视形神的相互依存作用，所谓形，即指身体，神指精神、心理，认为"形者生之舍也"，"形者载神之车也，神去人即死，车败马即弃也"（《遵生八笺》），"形须神以立，神须形以存"（《养生论》），意思是人的身体是生命的房舍，是承载精神的马车，身体和精神相互依存，缺一不可。因而既要重视锻炼身体，又要重视调炼精神或心理，只有"形与神俱"，才能"尽终其天年"。

另一方面他们在导引中尤其强调内外俱练，认为"善养生者养内，不善养生者养外"（张湛《养生大要》），"壮与衰较，壮可久也，内与外较，外勿略也"（《易筋经》）。故导引术中有专门调炼内脏器官的方法，如《五脏导引法》《却病延年六字法》等，这些方法可"内壮言坚，外强言勇。坚而能勇是真勇也。勇而能坚，是真坚也""易筋以坚其体，壮内以助其外"（《易筋经》），说明内外俱练具有相互促进的作用。

同时他们认为导引养生要动静结合，强调导引是通过运动达到强身祛病的目的。《吕氏春秋·尽数》认为"流水不腐，户枢不蠹，动也。形气亦然，形不动则精不流，精不流则气郁"。华佗在总结前人经验的基础上创编五禽戏时，对这个基本原理又做了进一步阐明，此后的导引者无不以此为依据。清初，身为学者兼医家的颜元，针对宋、明理学家主静论的流弊，强调要动静结合，主张"养身莫善于习动""常动则筋骨疏，气脉舒""一身动则一身强"（《颜习斋言行录》）。古人强调运动强身，其中包括着动中有静，静中求动，表现为运动要有节奏，"劳不使极""但觉极当息，息复为之"。同时还要把"动功"和"静功"结合起来进行，在我国古代导引术中常常把肢体运动与吐纳、存思结合起来进行，如陈希夷坐功，八段锦中坐式八段锦，太极拳中"用意"，《易筋经》中的"内壮"，等等，便是"静中求动"。

随着导引术的发展及运用得日益广泛，注重不同季节、年龄、身体条件以及不同病症应用不同的导引方法，因人、因时、对症施功，成为这一时期的又一特点。

总之，伴随着中华民族文化的发展，我国传统导引法在流传和发展的历史进程中，由形式简单的宣导舞发展成熊经鸟伸、吐故纳新的导引术，由术式众多的散式导引发展为成套的五禽戏，由名目众多、形式繁杂的成套导引发展成为以简驭繁的八段锦，最终形成功理与功法结合严谨的《易筋经》和被视为古代导引发展结晶的太极拳。

第三章　古代导引养生功

一、马王堆《导引图》（汉）

【提要】

马王堆《导引图》是 1973 年在长沙马王堆三号汉墓出土的一幅彩色帛画，经专家鉴定为西汉初年文物。帛画长约 100 厘米，高约 50 厘米。《导引图》用彩色描绘了 44 个不同姿态的导引人物，分列上下 4 排，每排 11 人，人像高 9~12 厘米。这些人物有男有女，有老有少，有穿长袍者，有着短裙短裤者，有裸背者。其中 31 幅图侧尚能见有简单的说明文字。《导引图》的色彩是以黑色线条勾画轮廓，然后填以朱红或青灰带蓝色。图中 44 个导引人物动作栩栩如生，其中既有用于治病，又有用于健身；不但注重肢体运动，还着意与呼吸相结合，图中两处注明了呼吸；其运动形式既有摹仿动物活动形态的运动，又有使用器物的运动。44 个图像是独立的，彼此之间没有联系，大致可分为模拟动物类、专治疾病类、健身与治病结合类。

《导引图》是我国迄今发现最早的导引健身图谱，表明我国古代的导引到秦汉时期已达到了相当高的水平，这对研究我国古代导引，特别是导引发展史具有重要意义。

本篇插图采自《马王堆汉墓》，图释采自《中国导引强身术》。

【图释】

图1-1：直身站立，两脚左右分开，略与肩同宽，两腿伸直，上身慢慢向前俯屈，两臂自然下垂，手指伸直，指尖触地，同时头向左右两侧扭转，连做多次。

图1-2：直身站立，两脚左右分开，略与肩同宽，两腿伸直，挺胸仰头，两臂在背后屈肘，两手握成半拳，用拳眼自上而下交替捶击背脊。

图1-3：直身站立，两脚并拢，两腿伸直，两臂自然下垂，上身分别向左后、右后扭转。

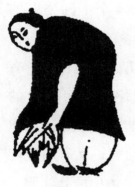 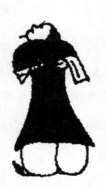 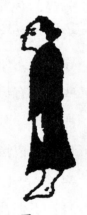

图1-1 　　　　　图1-2 　　　　　图1-3

图1-4：直身站立，两脚左右分开，略与肩同宽，两腿伸直，上身缓缓转向右侧，然后左臂慢慢用力向前推直，同时右臂在胸前屈肘，慢慢用力向后拉，似引弓射箭，动作过程中要保持挺胸抬头。

图1-5：直身站立，两脚并拢，两腿伸直，两臂自然下垂。两前臂向胸前屈起，双掌心贴胸，手指伸直。然后再伸直两前臂，再屈起，反复做多次。

图1-6：直身站立，右腿向前迈步，同时右臂向前上方高举，手指伸直，掌心向前，左臂自然下垂，左手握拳。然后左腿向前迈步，同时左臂向前上方高举，手指伸直，掌心向前，右臂自然下垂，右手握拳。

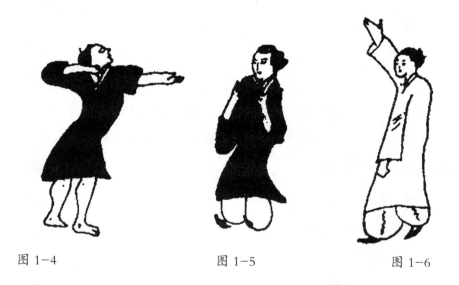

图 1-4　　　　　　　　图 1-5　　　　　　　　图 1-6

图1-7：直身站立，两脚左右分开，略与肩同宽，两腿伸直，两臂向前平举，手指伸直，掌心向下，然后上身不动，两臂同时向左后侧及右后侧摆动。

图1-8：直身站立，两脚并拢，两腿伸直，两臂上举，手指伸直，掌心向前，然后上身分别向左、右两侧做屈曲运动。

图1-9：直身站立，两脚左右分开，略与肩同宽，两腿向前微屈，稍收腹，两臂向前下方伸展，手指伸直，掌心向下，做静力练习。

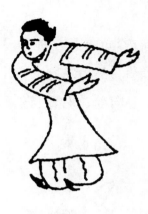

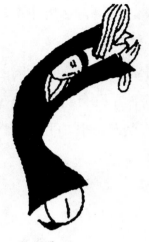

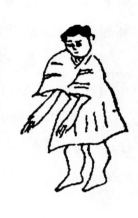

图 1-7　　　　　　　　　　图 1-8　　　　　　　　　图 1-9

图 1-10：直身站立，两脚并拢，两腿伸直，然后一臂向上高举，手指伸直，掌心向前；另一臂下垂，手指伸直，掌心向后，两臂高举及下垂交替进行。

图 1-11：直身站立，两脚左右分开，略与肩同宽，两腿微屈。右臂向右上方斜举，手指伸直，掌心向前，同时左臂向左下方斜伸，手指伸直，掌心向后。

图 1-12：直身站立，两臂向上高举，手指伸直，掌心向前，同时一腿支撑身体，另一腿向正前方直腿踢起。两腿交替，反复做多次。

图 1-13：直身站立，一腿支撑身体，另一腿向前迈步，同时两臂向前平举，手指伸直，掌心向下，两肩微微耸起，两臂略低于双肩。

图 1-14：直身站立，两脚左右分开，略与肩同宽。两腿伸直，然后上身稍向前微屈，右臂伸向前下方，右手指指地，眼睛

注视右手，同时左臂在身背后屈肘。

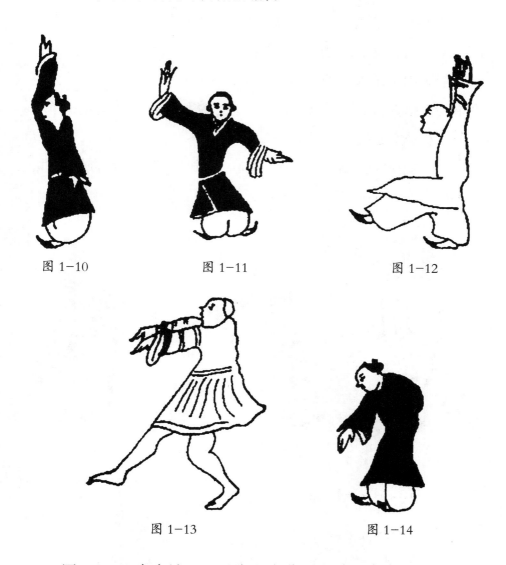

图 1-10   图 1-11   图 1-12

图 1-13   图 1-14

图 1-15：直身站立，两脚左右分开，稍比肩宽，两腿微微向前屈曲，臀部下坐，约成马步。然后两臂在体侧自然张开，进行有意识的呼吸吐纳运动。

图 1-16：直身站立，两脚左右分开，略与肩同宽，两腿伸直，两臂向前平举，手指伸直，掌心向下，然后两臂同时向左右

两侧平摆。

图 1-17：直身站立，两脚并拢，两腿伸直，两臂在胸前屈肘，两手握一长棍。然后两臂同时向前推出，待臂推直后收回，反复习练。

图 1-18：直身站立，两脚并拢，两腿伸直，双臂向左右两侧平举，手指伸直。右手掌心向上，左手掌心向下，然后左手掌心向上，右手掌心向下，反复习练。

图 1-19：直身站立，两脚并拢，两腿伸直，双臂自然下垂，进行意念练习。

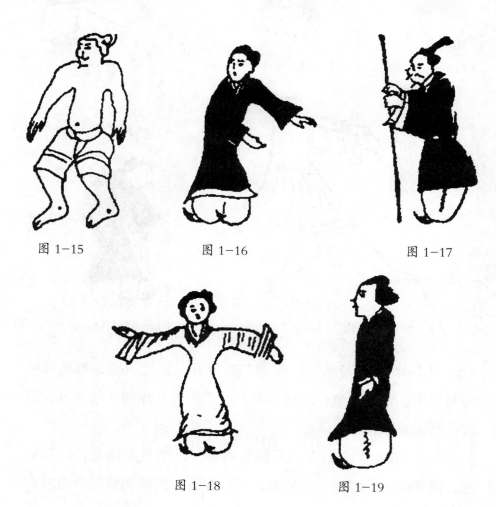

图 1-15　　　　　　　图 1-16　　　　　　　图 1-17

图 1-18　　　　　　　图 1-19

图1-20：直身站立，两脚左右分开，稍比肩宽，两臂向两侧平举，两肘微屈，双手握成半拳。

图1-21：直身站立，两脚左右分开，略与肩同宽，两腿伸直，两臂左右平举。然后上身前屈向一侧扭转，使一臂伸直在上，另一臂伸直在下。

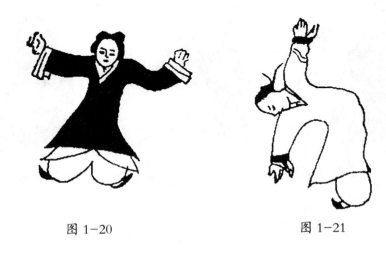

图 1-20 　　　　　　　　　　　　图 1-21

图1-22：直身站立，两脚左右分开，略与肩同宽，两腿伸直，右手沿身体右侧用力慢慢向上推举，手指伸直，掌心向上；同时左手沿身体左侧用力慢慢向下按压，手指伸直，掌心向下。

图1-23：直身站立，两脚并拢，两腿伸直，然后上身后仰，腹部前挺，两上臂屈肘，两手握成拳，用拳眼擦摩腰部两侧。

图1-24：直身站立，两臂屈肘于前身，两手在脘腹前相拱，手似持一袋状物，低头向前行走。

图1-25：直身站立，两脚左右分开，略与肩同宽，两腿伸直，两上臂在身侧平举，两肘微屈，手指伸直，掌心向下，头部稍向后仰，模仿鹤飞翔的动作。

图1-26：直身站立，两脚左右分开，略与肩同宽，两腿伸

直，然后一侧手臂向前上方高举，手指伸直，掌心向上，另一侧手臂向身体后下方伸，手指伸直，掌心向下，两眼注视向前高举的手。

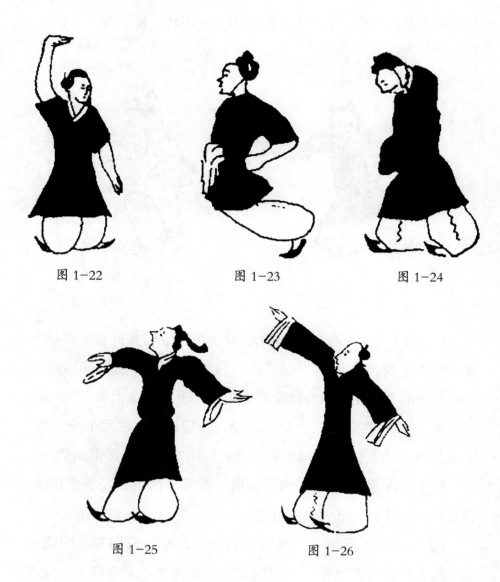

图 1-22　　　　　　图 1-23　　　　　　图 1-24

图 1-25　　　　　　　图 1-26

　　图 1-27：直身站立，两脚左右分开，稍比肩宽，两腿伸直，两臂向头部后上方高举，手指伸直，掌心相对。

图 1-28：直身站立，两脚并拢，两腿伸直，然后上身向前屈曲，双手撑地，抬起臀部，头向上仰。

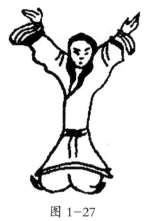

图 1-27

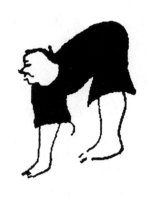

图 1-28

图 1-29：直身站立，两脚并拢、屈膝，两臂自然外展，双脚同时向前跳跃。

图 1-30：直身站立，两脚左右分开，略与肩同宽，两腿伸直，两手各持一棒，两臂高举，然后上身向前屈曲，同时向一侧扭转，使棒的一端着地，一端上指。

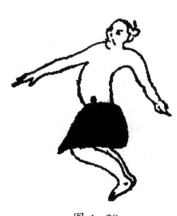

图 1-29

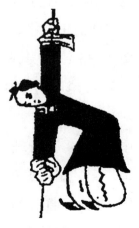

图 1-30

图 1-31：直身站立，两脚左右分开，略与肩同宽，两腿伸直，两臂分别向左右两侧平举，手指伸直，掌心向前。

图 1-32：直身站立，两脚并拢，两腿伸直，然后上身向前下方俯屈，同时两手撑地，头仰起，腰部挺直，使臀及背部平直。

图 1-33：直身站立，两脚并拢，两腿伸直，同时双臂向前下伸直，同时双掌心向下，手指伸直。

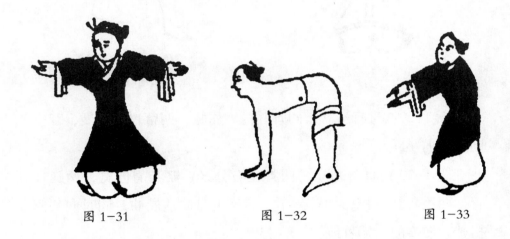

图 1-31   图 1-32   图 1-33

图 1-34：直身站立，两脚左右分开，略与肩同宽，两腿伸直，双臂向后上高举，掌心向上，手指伸直，同时挺胸抬头。

图 1-35：直身站立，两脚左右分开，略与肩同宽，两腿伸直，两臂稍屈肘于体侧，上身向左右两侧扭转，同时做呼吸运动。

图 1-36：直身站立，两脚并拢，两腿伸直，两臂上举，屈肘交错，交叉左右手腕于前额上方，同时手指伸直。

图 1-37：直身站立，两脚并拢，两腿向前微屈，左臂向前上方摆，右臂向后下方摆，两手指伸直，掌心同时向下，呈飞翔

姿态。

图 1-38：直身站立，两脚并拢，两腿伸直，两臂同时向前平举，手指伸直，掌心向下，然后同时向后下方反复摆动。

图 1-39：双腿屈膝下蹲，两腿并拢，两手在双膝下面抱住，使膝触胸，同时头向上仰起。

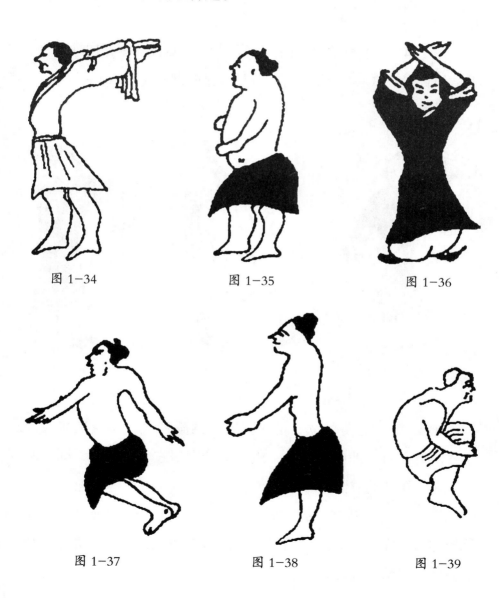

图 1-34　　　　　　　图 1-35　　　　　　　图 1-36

图 1-37　　　　　　　图 1-38　　　　　　　图 1-39

图 1-40：直身站立，两脚并拢，两腿伸直，右臂向右侧前上方高举，手指伸直，掌心向下，同时左臂伸向左侧后下方，手指伸直，掌心向下，徐徐做呼吸运动。

图 1-41：直身站立，两脚左右分开，略与肩同宽，两腿微屈，两臂屈肘下垂，手指自然弯屈，双掌心向下，徐徐做呼吸运动。

图 1-42：直身站立，两脚并拢，两腿伸直，两臂向前平举，手指伸直，双掌心向下，闭合双目，屏住呼吸。

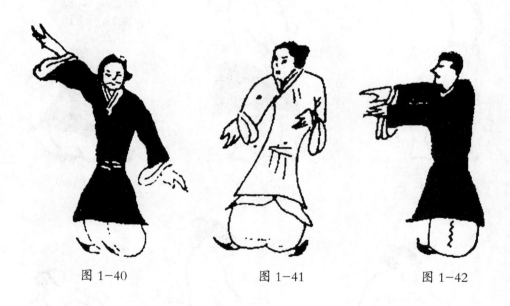

图 1-40   图 1-41   图 1-42

图 1-43：直身站立，两脚并拢，两腿伸直，上身稍向前俯屈，两臂平直，伸向前下方，然后头分别向左、右扭转，同时眼睛瞧向头扭转的方向。

图 1-44：左腿向前屈曲，呈弓步站立，左臂向前平举，左手指伸直，左掌心向上。同时右臂向后上举，右手指伸直，右掌心向前，眼睛始终注视左手。

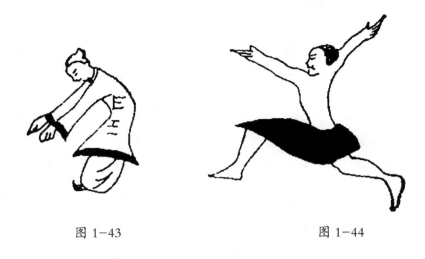

图 1-43 图 1-44

二、华佗《五禽戏》（三国）

【提要】

《五禽戏》是华佗创编的一套仿生导引术，术式仿效五禽，神形兼备，有虎之威猛，鹿之安详，熊之沉着，猿之灵巧，鸟之轻捷。通过动作和姿态的模仿，活动肢体，具有舒通血脉、强壮筋骨、通利关节、补养脏腑、调养精神等作用。

华佗，又名旉，字元化，是三国时期著名的医学家、养生学家，其养生思想如他对弟子吴普所言："人体欲得劳动，但不当使极耳。动摇则谷气得消，血脉流通，病不得生。譬如户枢终不朽也。是以古之仙者为导引之事，熊经鸱顾，引挽腰体，动诸关节，以求难老。"（《后汉书·方术列传》）

五禽戏之名称，最早见于三国时期陈寿所著《三国志·华佗传》，但记载较略，对具体动作和做法语焉不祥。关于五禽戏的健身功效，华佗曾介绍说："吾有一术，名五禽之戏：一曰虎，二曰鹿，三曰熊，四曰猿，五曰鸟。亦以除疾，兼利蹄足，以当导引。体有不快，起作一禽之戏，怡而汗出，因以著粉，身体轻便而欲食。"（《后汉书·方术列传》）据说华佗的弟子吴普坚持五禽戏的锻炼，九十多岁依然耳目聪明，齿牙完坚，饮食无损。

现存最早的《五禽戏》术式操作的文字记载是陶弘景的《养性延命录》。全套术式以卧引为主，步引与坐引为辅，从原文看，均为原地导引。其中，虎戏分三个动作，鹿戏为两个动作，熊戏分两个动作，猿戏分三个动作，鸟戏分三个动作，共同合成一整套肢体运动术式，其运动量的标准是"以汗出为度"。如用于对症疗病，可"起作一禽之戏"，也可选练数式或全套。原文中设计的遍数，不必过于拘泥，若选练的式数较少，则遍数可适当增加。如用于保健，则以每天坚持练习全套为好。

五禽戏的特点是既能养生，又能治病。通过姿势的调整、呼吸的锻炼、心神的修养，来疏通经络、调和气血、协调脏腑、平衡阴阳，起到锻炼真气、培育元气、扶植正气的作用，达到抵御外邪、祛病强身的目的。

习练五禽戏时，应放松身体、平衡呼吸、安静大脑，这样在习练中可缓解不良情绪对大脑的刺激，降低大脑的应激性反应，从而维持人体内环境的相对稳定，预防疾病的产生。

五禽戏的作用不在于发展身体某部分机能或治疗某种疾病，而是通过调身、调息、调心的综合锻炼，达到调整中枢神经系统，增强机体抵抗能力和适应能力，改善整个机体功能。现代医学研究证明，五禽戏是一套可使全身肌肉和关节都能得到舒展的导引术，在锻炼全身关节的同时，不仅能提高心肺功能，改善心肌供氧量，还能提高心脏排血量，促进组织器官的正常发育。

总之，五禽戏动作洗练，易学易会，经过几千年的考验，在实践中证明是一套简便可行、科学有效、具有极高保健价值的导引方法，适合中青年导引爱好者习练。

本篇源自陶弘景的《养性延命录》，原文采自《中国导引强身术》，图谱采自《导引养生图说》。

【功法】

1. 虎戏（图 2-1）：先用两手两脚撑地，做向前腾跃三次，再向后腾跃两次。然后在原地尽量将腰背向上拱起，待拱到最大限度时，忽然收回腰背，挺胸仰头，接着再将腰背向上拱起。此后再用两手两脚撑地，做向前、向后爬行，各七次。

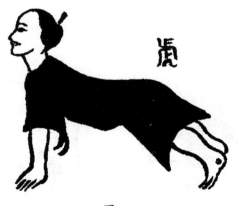

图 2-1

2. 鹿戏（图 2-2）：先用两手两脚撑地，然后伸直头颈，向身后反看。先从左侧向身后看三次，再从右侧向身后看两次。接着仍以两手两脚撑地，将一条腿抬起，向后用力蹬伸，待伸直后缩腿，接着再蹬伸。要求做伸腿三次，缩腿两次。

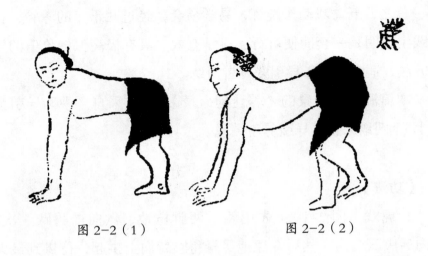

图 2-2（1）　　　　　　图 2-2（2）

3.熊戏（图 2-3）：仰卧，两腿并拢屈膝，两手抱住膝盖下面，使膝触胸，然后抬头，身体向左右两侧摆动，各七次。然后下蹲，分别以左右手在身体左右两侧撑地，支托身体。

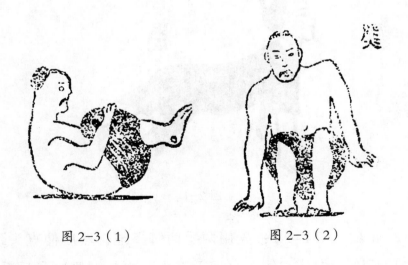

图 2-3（1）　　　　　　图 2-3（2）

4.猿戏（图 2-4）：用两手同时抓握物体，使身体呈悬垂状态，做引体向上共七次。用一只脚勾住物体，两手放开，使身体形成倒立悬垂，左右脚轮换，各做七次。然后重新用手握物体，然后将手放开，使身体站立在地上。接着两臂屈肘，以两手掌心按压头的两侧，各七次。

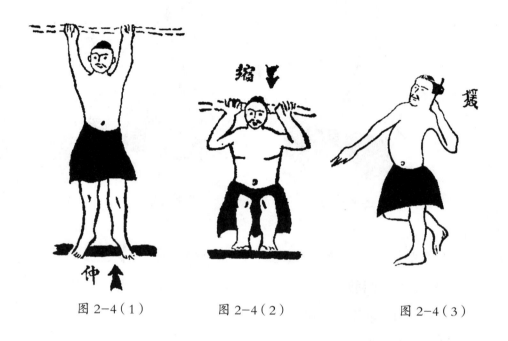

图 2-4（1）　　　　　图 2-4（2）　　　　　图 2-4（3）

5.鸟戏（图 2-5）：站立，以一腿支撑身体，另一腿向前抬起，两臂侧举，两手成立掌，手指伸直，掌心向外，同时瞪眼鼓力，左右腿交替动作十四次。然后坐地上，两腿向前伸直，脚尖向上，上身前屈，两手轮流攀左右脚各七次。又站立，两臂向两侧平举，手指伸直，掌心向下，然后屈肘收缩上臂，接着伸直两臂，反复做七次。

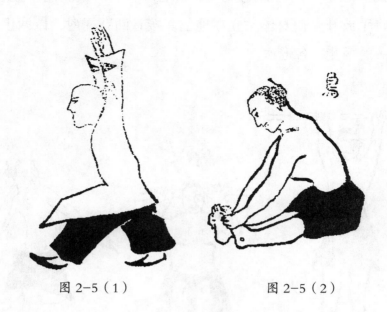

图 2-5（1）   图 2-5（2）

【原文】

虎戏者，四肢距地，前三掷，却二掷。长引腰，乍却仰天，即返距行，前却各七过也。

鹿戏者，四肢距地，引项返顾，左三右二，左右伸脚，伸缩亦三亦二也。

熊戏者，正仰，以两手抱膝下，举头，左擗地七，右亦七。蹲地，以手左右托地。

猿戏者，攀物自悬，伸缩身体，上下一七，以脚拘物自悬，左右七。手钩却立，按头各七。

鸟戏者，双立手，翘一足，伸两臂，扬眉用力，各二七。坐伸脚，手挽足距各七，伸缩二臂各七也。

三、陶氏导引术（南北朝）

【提要】

陶氏导引术，又称陶弘景导引法，是指陶弘景所辑录的一套导引术式。陶弘景，字通明，自号华阳隐居，南朝齐梁时期道教思想家、医学家。他的思想脱胎于老庄哲学和葛洪的神仙道教，并杂有儒家和佛教的观点，著有《神农本草经集注》《陶氏效验方》《药总诀》等医书，以及《真诰》《养性延命录》《导引养生图》等养生著作。

陶氏导引术的特点是动作简单，易于掌握，便于习练，适于各年龄段的导引爱好者习练。且导引和自我按摩法混合使用，没有严格区分。陶弘景自己对所辑录的这套导引术评价很好，他曾说："数为之，弥佳。"就是说，只要能长久地坚持练习，就一定能取得满意的健身效果。陶弘景活到八十岁的高龄，或许与他坚持练习这套导引术有关系。

本篇源自陶弘景《养性延命录》，原文采自《中国导引强身术》。

【功法】

1. 每天早晨刚起床时，用两手按在两耳根处，要求中指和食指分开，小指侧在前，拇指侧在后。然后大幅度地上下搓摩，使耳根处发热，连做十四次。坚持习练，能使人双耳不聋。

2. 叩齿。先叩动大牙，再叩前牙，次数不限。以舌尖抵上腭，满口搅动，待唾液增多时，鼓漱十余下，分三口连续咽下。然后缩鼻闭气，右臂上举屈肘，右前臂绕过头顶，用右手提拉左耳十四次。左臂上举屈肘，左前臂绕过头顶，用左手提拉右耳十四次。坚持不懈，能收到延年益寿、改善听力的功效。

3. 两臂屈肘，两手手指叉开，掌心向内，从腮处向上倒梳鬓发七次。两手手指叉开，掌心向下，沿额上向后梳头，至头顶上反抓头发，向上提位七次。本法能使人血脉流通，头发不白。

4. 两臂屈肘，两手掌相对摩擦，使双手发热后，由上至下按摩面部，能使人面有光泽。

5. 两臂屈肘，两手掌相对摩擦，使双手发热后，由上至下按摩全身，叫作"干沐浴"。另外，晚上临睡前，经常以两手按摩全身，也叫"干沐浴"。坚持锻炼，能抵御风寒，去除头痛，治愈百病。

6. 正身端坐，头微向左侧倒，左臂屈肘，左手掌托住头的左侧，然后右臂从右侧向上推举，手指伸直，掌心向上；待右臂推直后，屈肘收回右臂至右肩处，接着再推直、再收回，反复做三次。又头微向右侧倒，右臂屈肘，右手掌托住头的右侧，然后左臂从左侧向上推举（动作与右臂同），亦做三次。本法能使人振奋精神，祛除困倦。

7. 早晨日出之前，正身端坐，用两手托住腿部肌肉，用力抖动三次，能使人面有光泽。

8. 晨起未梳洗前，正身端坐，先用左手握住右手，将左手背置于左腿上，右手用力下压，使左手背前后运动，擦摩左腿肌肉三次。再用右手握住左手，将右手背置于右腿上，左手用力下压，使右手背前后运动，擦摩右腿肌肉三次。

9. 两臂在胸前屈肘，两手手指相叉，掌心向内，翻掌向外推出，待两臂推直后，再翻掌收回于胸前，如此反复做三次。

然后两臂胸前屈肘，两手手指相叉，掌心向内，手不动，两肘用力向前挺三次。左臂向左侧用力慢慢推直，同时右臂胸前屈肘，右臂用力慢慢向右侧拉，如引硬弓状。右臂向右侧用力慢慢推直，同时左臂胸前屈肘，左臂用力慢慢向左侧拉，如引硬弓状。

10. 右臂屈肘，右手沿身体右侧用力慢慢向下按压，手指伸直，掌心向下。同时左臂沿身体左侧用力慢慢向上推举，手指伸直，掌心向上。然后左臂屈肘，左手沿身体左侧用力慢慢向下按压，手指伸直，掌心向下，同时右臂沿身体右侧用力慢慢向上推举，手指伸直，掌心向上。

11. 两臂屈肘，两手握成拳置于腰际，然后两臂轮流向前做直冲拳，各二十一次。

12. 左臂在背后屈肘，左手尽量向上伸，同时右手从右肩上伸向背后，抓握左手手指三次。然后右臂在背后屈肘，右手尽量向上伸，同时左手从左肩上伸向背后，抓握右手手指三次，能祛除背膊肘臂劳气。

【原文】

1. 初起，以两手掩两耳，极，上下热挼之，二七止，令人耳不聋。

2. 次又啄齿，漱玉泉，三咽，缩鼻闭气。右手从头上引左耳，二七；复以左手从头上引右耳，二七。止，令人延年不聋。

3. 次又引两鬓发，举之一七，则总取发，两手向上，极势抬上一七。令人血气通，头不白。

4. 又法，摩手令热，以摩面，从上至下，去邪气，令人面上有光泽。

5. 又法，摩手令热，摩身体，从上至下，名曰干浴。令人胜风寒时气、热头痛、百病皆除。夜欲卧时，常以手揩摩身体，名曰干浴，辟风邪。

6. 峻坐，以左手托头，仰右手，向上尽势托，以身并手振动三。右手托头，振动亦三，除人睡闷。

7. 平旦日未出前，面向前峻坐，两手托胜，尽势振动三，令人面有光泽。

8. 平旦起，未梳洗前，峻坐，以左手握右手于左胜上，前却尽势，按左胜三。又以右手握左手于右胜上，前却，按右胜亦三。

9. 次又叉手，向前尽势推三。次又叉手向胸前，以两肘向前，尽势三次。直引左臂，拳曲右臂，如挽一斛五斗弓势，尽力为之，右手挽弓势亦然。

10. 次以右手托地，左手仰托天，尽势，右亦然。

11. 次拳两手，向前筑，各三七。

12. 次拳左手尽势向背上，握指三，右手亦如之，疗背膊臂肘劳气。

四、巢氏导引术（隋）

【提要】

巢氏导引术，是巢元方辑录的一套导引术势。巢元方是我国隋朝的著名医学家，曾任太医博士，撰有医学著作《诸病源候总论》，简称为《诸病源候论》。书中广泛吸收了前人导引养生和导引治病的经验与方法，在许多疾病后面都附有"养生方导引法"，"巢氏导引术"就是从中辑出的一部分。巢氏导引术从内容上可分为健身与治病两类，从形式上则将行气与按摩进行结合，有一定的姿势要求，适合中老年导引爱好者健身防病治病。

本篇原文源自巢元方《诸病源候论》。

【功法】

1. 站立，一脚踏地不动，一脚向体侧迈一小步，使两脚左右分开，约与肩宽；然后上体向左右两侧扭转，同时两臂随上体的扭转向左右两侧摆动，左右轮流做十四次。习练本式能治疗背脊风寒、半身不遂等症。

2. 站立，左臂向前慢慢用力推出，手指伸直，掌心向前。待左臂推直后，收回左臂，同时右臂向前慢慢用力推出，手指伸直，掌心同前，两臂交替做二十一次。又，两臂前举，手指伸直，掌心向下，上体稍前屈，低头进行呼吸练习。要求吸气时用意念将气送至脚底涌泉穴，然后臀部抬起，呼气，待气呼尽时，身体站直。两肩关节放松，两臂做直臂的前后绕环运动，各十四次。习练本式能使肩胛风寒、肌肉惊挛逐渐消除。

3. 坐地上，腰部挺直，左腿屈膝，两手紧抱左膝，同时右腿伸直，然后做鼻吸鼻呼法七次。习练本式能治疗小腿疼痛、肌肉萎缩等症。

4. 站立，以左腿支撑身体，右腿屈膝抬起，同时两手紧抱右膝触胸。习练本式能治疗下肢肿胀。

5. 两脚底及臀部着地而坐，两膝上耸。右腿伸直，左腿屈膝，两手紧抱左膝，同时腰部挺直，做鼻吸鼻呼法七次，要求尽量深呼吸，然后左腿向左侧伸直。又，两脚底及臀部着地而坐，两膝上耸。左腿伸直，右腿屈膝，两手紧抱右膝，同时腰部挺直，做鼻吸鼻呼法七次。要求尽量深呼吸，然后右腿向右侧伸直。习练本式能治疗小腿疼痛、关节凝滞。

6.身体直立，两腿并拢，左臂从左侧用力向上托举，手指伸直，掌心向上，尤如向上托物一般；同时右臂从右侧用力向下按压，手指伸直，掌心向下，如同向下按物一般。两臂交替上托下按，各做二十八次。习练本式可祛除肩臂风寒血凝、两臂筋脉拘急及肌肉痉挛。

7.仰卧，两腿屈膝抬起，两脚向前蹬踩，带动臀部肌肉抖动，连续蹬踩九次，同时模仿蛤蟆的呼吸动作，进行行气练习。然后俯卧，蹬踩两脚，连续做九次，同时模仿蛤蟆的呼吸动作，进行行气练习。习练本式能治疗臀部疼痛、疲倦无力等症。

8.仰卧，两膝并拢，两小腿外展，腰部挺直，进行腹式呼吸（即用嘴吸气，使腹部隆起；再用嘴呼气，使腹部凹陷），呼吸七次。习练本式能消除壮热疼痛，克服腿脚不灵。

9.两臂胸前平屈，两手掌心相合，手指相叉。然后右手用力推左手，使左肘尽量向左侧顶，再以左手用力推右手，使右肘尽量向右侧顶。如此左右交替，连续做九次。习练本式能消除手臂疼痛、麻痹。

10.站立，左臂前举，手指伸直，做臂的旋内旋外动作，使掌心不断向上向下。同时右臂屈肘，右手掌托住下巴左侧，将头攀向右，做十四次。然后右臂前举，手指伸直，做臂的旋内旋外动作，使掌心不断向上向下。同时左臂屈肘，左手掌托住右侧下巴，将头攀向左，做十四次。又，两臂不动，头向左右两侧摆动，各做十四次。习练本式能治疗头风、脑旋、肩冷、喉痹等症。

11.站立，以左腿支撑身体，右臂尽量后举，手指伸直，掌心向上。右腿向前抬起，同时左手迅速握住右脚涌泉穴，保持身体平衡。再用右腿支撑身体，左臂尽量后举，手指伸直，掌心向上。左腿向前抬起，同时右手迅速握住左脚涌泉穴，保持身体平衡。左右腿交替进行，各做十四次。习练本式能治疗上下偏风、阴气不和。

12. 仰卧，两臂屈肘，两手相叠置于背下，掌心触席。两腿屈膝抬起，两脚不停地做蹬踩动作十二次。习练本式能治疗腰脊疼痛、麻痹。

13. 仰卧，先用两手按摩腹部，再用两手按摩全身，其顺序是从脚到头。两腿屈膝抬起，两手握住两脚，然后脚用力蹬，手用力拉，使互相争力，同时闭住气息，连续做十二次。习练本式能治疗腰脊疼痛、湿痹。

14. 一说：将右脚跟放在左脚踇趾上，能祛除风痹。又说：将左脚跟放在右脚踇趾上，能祛除厥痹。又说：两手轮流攀左右脚背，置于膝上，能祛除体痹。

15. 仰卧，两腿屈膝，两膝并拢，两小腿折叠向外，两脚内侧着地。然后坐起，腰部挺直，进行腹式呼吸，要求嘴的呼吸深度尽量深，做七次。能祛除痹热，克服小腿不灵活。

16. 两脚底及臀部着地而坐，两膝上耸。腰部挺直，两膝外展，两手握住两脚后跟，然后做鼻吸鼻呼法七次，要求尽量深呼吸。能治疗痹证、呕吐。

17. 仰卧，两臂外展，手指伸直，掌心向下。两腿外展，脚跟着地，脚趾朝上。然后进行鼻吸鼻呼法七次，要求尽量深呼吸。两脚左右摆动三十次。能去除胸足风寒、周身痹厥。

18. 站立，两手向前撑地，头向上仰起，同时挺腰；低头，同时腰背向上躬起。再挺腰，躬腰，反复做五次。能祛除痹痿，通利九窍。

19. 凡人感觉脊背不适时，可站立，头后仰，两肩上下耸动。头向左右挪动，二十一次。然后稍许休息，待气息调匀再做。注意练习时的动作节奏，要先慢后快，不得先快后慢。

20. 站立成"丁"字步，上身向左、右扭转，同时两臂随上身扭转的方向快速摆动。能治疗脊背风寒、半身不遂。

21. 蹲坐，上身正直，眼睛平视，两臂屈肘，两手手指相叉，手背向上，反托下巴。然后头不动，两肘上下摆动四十九次。两臂下垂，两手握住坐物，用力支撑身体二十一次。能祛除乳房风冷、肿闷。

22. 坐地上，两腿向前伸直，进行呼吸运动。要求吸气后用意念将气向下送，待胸腔感到柔和时，开始呼气。然后一腿屈膝，置于另一腿的膝下。另一腿仍然伸直，脚趾朝上，脚跟着地，接着做仰卧起坐十四次，两腿交换屈伸。能祛除腰肩风寒，治疗腿脚疼痛。

23. 俯卧，两腿伸直，腹部触地，缓慢吸气，并用意念将气送至下丹田。接着两手用力撑地，支撑起上身，待两臂伸直后，开始呼气。然后两臂屈肘，使身体成俯卧，同时吸气，接着两臂伸直，支撑起上身，同时呼气，反复做十四次。能祛除腰肩风冷、内脏寒气。

24. 俯卧，右腿向后伸直，脚趾着地，脚跟朝上，左腿屈膝抬起。左臂向前伸直，掌心触地，右臂伸向背后，右手握住抬起的左脚背，用力向前上方提拉，同时头向上仰起，胸部挺起，使身体成反弓形。左腿向后伸直，脚趾着地，脚跟朝上，右腿屈膝抬起。右臂向前伸直，掌心触地，左臂伸向背后，左手握住抬起的右脚背，用力向前上方提拉，同时头向上仰起，胸部挺起，使身体成反弓形。左右交换，各做十四次。能祛除背项腰膝等处的风寒、疼痛。

25. 坐正，两臂伸向背后，先以左手撑地，右手握住左手腕，用力支撑上体，然左臂做屈伸动作七次。再以右手撑地，左手握住右手腕，用力支撑上体，然后右臂做屈伸动作七次。能增进饮食、健胃健脾。

26. 坐位，一腿伸直，另一腿屈膝抬起，然后用两手拇指掐压足三里穴，并抬起腿同时上身后仰。左右腿交替动作，各做二十一次。能逐渐消除肩脊风寒。

27. 俯卧，两腿屈膝抬起，两臂伸向背后，两手握住两脚背，向前上方提拉，同时头向上仰起，胸部挺起，使身体成反弓形。反复做七次。又，俯卧，两臂向前伸直，掌心触地，两小腿叠成九十度向上举起。然后大腿不动，两小腿左右摆动十四次，两手在前面拍地十四次。能去除腰脊风寒、疼闷。

28. 站立，两臂后举，手指伸直，掌心向上，两臂屈肘，两肘向后上方用力振摆二十八次。然后上身左右扭转，同时两臂下垂，并随上身扭转的方向自然摆动。能消除手臂肌肉痉挛。

29. 站立，两臂前举，手指伸直，掌心向下，然后两臂放下，接着再前举，反复做十四次。要求两臂举起时慢，放下时快，前举的高度要与肩平。又，两臂自然下垂，在体侧做前后摆动七次，要求动作要轻。能去除肩内风冷、疼痛。

30. 两臂屈肘，两手压在两肩上（左手压左肩，右手压右肩），两肩向前顶，同时做上下耸动二十一次。然后手仍然压在肩上不动，两肘上下摆动十四次。两手手指屈伸七次。整个动作连贯起来，共做二十一次。能消除肩项肌肉痉挛。

31. 左臂胸前屈肘，左手握成拳，右手握左肘向里用力拉，同时左肘用力向外顶，使互相争力，然后左手变掌，做手指屈伸动作三次。右臂胸前屈肘，右手握拳，左手握右肘向里用力拉，同时右肘用力向外顶，互相争力，然后右手变掌，做手指屈伸动作三次。左右交替，各做二十八次。习练本式能锻炼肩肘关节和韧带。还可以两臂慢慢用力向上推举，手指伸直，掌心向上，待臂推直后收回，再推举，反复做。

32. 站立，两臂自然下垂，在体侧做臂的屈伸动作七次。又，两臂下垂不动，上身向左右侧屈二十一次。能去除颈骨风寒。

33. 一臂慢慢用力向前推出，手指伸直，掌心向前，一臂屈肘，用手握乳房攀向后，两臂交替做二十次。又，一腿屈膝抬起，两手抱住膝盖下面，用力拉，使膝触胸后放下，再用力拉，反复做二十一次，左右腿交换。能消除手腕闷疼，散去风府、云门二穴之气。

34. 一臂屈肘，以手托腮向上，使头仰起，一臂后举，手指伸直，做臂的旋内旋外动作，做二十八次，两臂交替进行。又，两臂屈肘，以两手托住两腮，随上身向左右两侧扭转十四次。能去除肩臂头风，治昏睡不已。

35. 披发朝东坐，两手握拳，闭气一次。然后两臂屈肘，手指伸直，掌心向上，两臂交替向上做推举动作，要求待一臂推直后收回时，另一臂再推举。又，两臂屈肘，以两手掌按压两耳。能治疗头风，使发不白。两臂屈肘，两手手指叉开，顺着头发的方向，轮流梳发五次，能宣通血脉。

36. 端坐，腰部挺直，闭眼睛，头向左右两侧摆动，同时以鼻吸鼻呼法做深呼吸七次。能去除头风。

37. 两臂屈肘，两手手指相叉，抱住后脑，然后头尽量向左右两侧摆动十四次。又，用手掌、手背交替按压后脑十四次。又，两手仍然抱住后脑，做头的绕环运动二十一次。能去除头腋肩肘风。

38. 两手抱右膝，使膝触胸。能去除风眩。

39. 用两手握辘轳，脚上头下成倒悬。能治疗头眩风癫。

40. 坐地上，两腿屈膝，两小腿交叉，两脚外侧着地，然后两臂从大腿外侧下向里伸入，同时上身前屈，头弯向胯下，两手手指相叉，抱住后脑。能治疗长久风寒，耳聋。

41. 坐地上，两腿屈膝，然后上身前屈，两小腿交叉放在后颈上，连续做十二次。

42. 头分别向左后、右后扭转，同时眼睛向头扭转的方向看，连续做七次。能治疗寒热癫疾、喉干咽塞。

43. 两臂屈肘，两手按住两乳房，上下擦摩十四次。又，两手按住乳房不动，两肘上下摆动二十一次。能去除两肘内劳损，使血脉流通。

44. 左腿跪地上，臀部坐在左小腿上，两手在左腿外侧撑地，右腿屈膝收至左胸前，然后右腿快速向右后方蹬伸，伸直后再收腿，再蹬伸，反复做十四次，左右腿交替进行。能治疗足臂闷疼、膝冷阴冷。

45. 坐位，两腿并拢，屈膝，两手抱住两膝足三里下二寸处，用力快拉，使膝触胸，然后将腿放下，使两脚着地，同时快速站起。接着坐下、抱膝、触胸，再放下腿、站起，反复做十四次。能治疗腰足臂虚劳、膀胱冷。

46. 坐位，两腿屈膝，两脚稍离地面，两大腿不动，两小腿做绕环运动，常令膝关节处有响声。站立，做原地高抬腿跑十四次。上身向左右两侧屈体十四次，前后挺腹收腹七次。能去除心劳、膝冷、痔病。

47.坐地上，两腿屈膝，两膝外展，两脚底相触，然后两臂屈肘，两手掌按在项后两侧，头向左右两侧摆动。能去除五劳七伤，治脐下冷暖不和。

48.站定，左腿支撑身体，右腿屈膝抬起，两手抱右腿犊鼻穴下，快速提拉，使右膝触胸后放下右腿支撑身体，左腿屈膝抬起，同时两手抱左腿犊鼻穴下，快速提拉，使左膝触胸。左右腿交替进行，共二十八次。能去除五劳，帮助三里穴进行气的运行。

49.坐地上，两腿向前伸直，脚跟着地，脚尖朝上。然后两腿做旋外动作十次，再做旋内动作十次，连续做五遍。能去除身体诸劳。

50.站立，两臂屈肘，手指伸直叉开，掌心向面，然后做左右云手练习二十八次。两臂自然下垂，手指伸直，掌心向后，然后两臂同时向后振臂十四次，两肩上下耸动十四次。能消除体内和臂肋的闷疼。

51.平坐，两腿伸直，两脚张开，脚跟着地，脚趾朝上，然后上身前屈，两手攀两脚趾，连续做九次。能治疗颈脊腰脚的疼痛和劳疾。

52.端坐，腰部挺直，右臂从右侧向上推举，手指伸直，掌心向上，同时左臂从左侧向下按压，手指伸直，掌心向下，然后以鼻吸鼻呼法做深呼吸七次。能消除两臂疼痛。

53.跪坐，上体前屈，待头离地面约五寸高时，再伸直上体，仰面抬头。同时一臂前举，手指伸直，掌心向下；一臂后举，手指伸直，掌心向上。两臂前后交替，各做十四次。能去除臂脊筋骨疼闷、阴阳不和。

54. 坐地上，左腿伸直，右腿屈膝，将右小腿置于左膝下，然后右手掌按在右大腿上面，左手掌托在右大腿下面，两手同时从髋关节向膝关节处做快速按摩动作。接着头向上仰起，两手抖动右大腿肌肉十四次。右腿伸直，左腿屈膝，其余动作同右腿。能消除大腿以及胸项腋由血脉凝滞导致的拘急闷痛。

55. 先跪坐在左腿上，右腿向前伸直，上身前屈，以胸触右小腿，再伸直上身，前屈，反复做二十一次。然后跪坐右腿，左腿向前伸直，其余动作同右腿。能去除腰背大腿疼闷不和，调适五脏六腑的气血津液。

56. 坐地上，一腿屈膝前伸，一腿向后伸直，两臂后上举，手指伸直，掌心向前，上身稍前屈，头向上仰起，模仿鸟的飞翔动作。两腿前后交换，做十四次。能去除遍身不和。

57. 坐地上，两腿向前伸直，脚跟着地，脚趾朝上，然后两臂前举，手指伸直，掌心相对，头仰起不动，上身前后摆动三次。两腿左右分开，相距一尺，两臂前举不动，做臂的旋内动作七次，使手背相对。两腿继续向左右分开，相距二尺，然后两臂放下，以两手掌撑地，将上身连续撑起三次。能去除全身肌肉关节虚劳、骨髓疼痛。

58. 跪坐左腿，右腿屈膝抬起，两手向身后撑地，使上身稍后仰，然后右腿向前踢小腿二十八次。再跪坐右腿，左腿屈膝抬起，其余动作同右腿。两腿同时屈膝抬起，向前踢小腿十四次。能去除膝冷脐闷，治疗胸腹疾病。

59. 坐地上，两腿向前伸直，然后做呼吸运动三次，要求能用意念将气送至脚下涌泉穴。当气到涌泉穴时，右腿屈膝，两手迅速握住脚底涌泉穴，然后脚蹬手拉，互相争力，同时再做呼吸运动二十一次。能去除肾内冷气、膝冷脚疼。

60. 仰卧，两腿伸直、外展、旋内，使两脚内侧着地，两脚趾相对，同时两臂伸直外展。然后以鼻吸鼻呼法，做深呼吸七次。能消除两腿风寒、疼痛。

61. 跪下，两脚尖着地，脚跟朝上，两膝尽量外展，使两脚涌泉穴相触，臀部坐在脚跟上。然后上身前屈，两臂前伸，以两手掌触地后伸直上身，接着再前屈，反复做七次。能消除劳损阴冷、脾瘦肾干。

62. 坐地上，头后仰，两腿屈膝，两手抱住两膝，做膝外展、内收动作四十九次。能去除膝冷。

63. 仰卧，两腿伸直、外展，两脚尖朝左，同时两臂伸直外展，然后以鼻吸鼻呼法，做深呼吸七次。能去除两腿风寒、肌肉僵死。

64. 站立，两手按摩两腰，然后用意念送气向下至涌泉穴，接着上身前屈后仰，做腹背运动四十九次。头向左右两侧摆动十四次，要求头向一侧摆动时，同侧腿也同时向侧上方踢起。耸两肩，头前屈后仰七次。能散气去寒。

65. 跪坐，两臂向后伸，以两手撑地，然后做呼吸运动十四次，要求每次呼吸都要用意念引导气在体内上下运行。站立，身体向左右两侧扭转二十一次。能去除膝冷脐冷及解溪穴的疾病。

66. 仰卧，两腿屈膝，两手置于膝上，两脚跟置于尾椎骨末端下，然后以口吸鼻呼法做腹式呼吸七次。能去除膝冷、腹痛、阴湿。

67. 左腿跪，臀部坐在左脚跟上，右腿向前屈膝抬起，右手向后撑地，使上身稍后仰，左手握住右脚解溪穴，用力向胸前攀。然后右腿跪，臀部坐在右脚跟上，左腿向前屈膝抬起，左手向后撑地，使上身稍后仰，右手握住左脚解溪穴，用力向胸前攀。左右交替，各做二十一次。能去除手、脚、腰、膊的风热急闷。

68. 站立，身体后仰，两臂自然下垂，伸向膝弯处，使身体成反弓形。然后伸直上身，再后仰，反复做二十一次。站立，两臂自然下垂，上身向左右两侧扭转十四次。两臂背后屈肘，两手掌交替从上至下按摩背脊七次。能去除脊、臂、肩、腰的风冷不和。

69. 站立，两臂前举，手指伸直，掌心向下，然后上身前屈，同时两后臂后摆上举，手指伸直，掌心向前。再伸直上身，两臂前举，然后上身前屈，两臂后上举。要求动作和缓，气力调和，反复做十四次。能去除胸背筋脉不和、血气不调。

70. 坐地上，右腿向前伸直，左腿屈膝，左小腿置于右膝下压之，反复做五次。能去除肺脏风虚，令人目明。

71. 站立，左臂上举，手指伸直，掌心向前，做臂的旋内旋外动作；右臂向下按压，手指伸直，掌心向下，同时上身向右侧屈体，眼睛看左手。然后右臂前上举，做臂的旋内旋外动作；左臂向下按压，同时上身向左侧屈体，眼睛看右手。左右交替，做二十八次。能去除肩肋腰脊疼闷。

72. 跪下，两手向前撑地，同时两脚用力蹬地，使两腿伸直，臀部举起。然后跪下，两手向前撑地。反复做十四次。能去五脏不和，背脊疼闷。

73. 坐地上，两腿向前伸直，脚跟着地，脚尖朝上，然后上身前屈，用两手攀两脚趾，反复做七次。能治疗腰部不能弯曲。

74. 端坐，腰部挺直，头向右上方仰起，心中想着月光，同时以嘴吸嘴呼法做深呼吸三十次。能消除左胁疼痛。

75. 两臂屈肘，两手手指相叉，抱住脑后，然后两肘尽量外展。能治疗胁下疼痛。

76. 端坐，腰部挺直，先以鼻慢慢吸气，待吸足后，用右手捏住鼻梁，然后闭上眼睛，用嘴吐气。能治疗伤寒、头痛。

77. 左臂沿左侧慢慢用力向上推举，手指伸直，掌心向上，同时左脚用力跺地，然后以鼻吸鼻呼法做深呼吸四十次。能消除身热背痛。

78. 早晨刚起床后，两臂头上屈肘，以左手拉住右耳，以右手拉住左耳，向上提。手指叉开，反抓鬓发，向上提拉。能使人耳不聋，发不白。

79. 两手掌相对摩擦，使掌心发热后，按摩面孔，从上至下，十四次止。能使人面有光泽。

80. 两手掌相对摩擦，使掌心发热后，按摩全身，从上至下，叫"干沐浴"。能使人胜风寒，祛百病。

81. 仰卧，两膝并拢，两小腿外展，上身挺直，然后以嘴吸嘴呼法做腹式呼吸七次。能消除高热疼痛，减缓两小腿活动不灵。

82. 站立，两手向前撑地，挺胸仰头，心中想着日光，然后以嘴吸嘴呼法做深呼吸数十次。能去除体中热毒，减缓肌肉僵死。

83. 坐地上，两腿向前并拢伸直，然后两手握两脚上举，同时头尽量后仰，做二十一次。两手握两脚上举，同时两腿外展，做十四次。能祛除下部虚冷及九窍之病。

84. 坐地上，两腿屈膝，两脚交叉放，使脚外侧着地，然后两手向后撑地，使臀部抬起，同时腹向前上方挺，上身稍后仰。接着恢复到坐姿。反复做十四次。能去除脐冷脚疼，五脏六腑不和。

85. 两臂背后屈肘，两手托住后腰，然后两肩上下耸动二十一次，上身向左右两侧扭转二十一次。能去除腹冷肩急、胸腋不和。

86. 两臂背后屈肘，两手相叠按住后腰，然后两手沿背脊向上移动到最大限度时，两肘做前后摆动七次。两手同时直线上下按摩背脊十四次。能去除脊、心、肺等处气闷壅塞。

87. 坐，腰部挺直，左臂沿身体左侧慢慢用力向上推举，手指伸直，掌心向上，同时右臂在身体右侧慢慢用力向下按压，手指伸直，掌心向下。然后以鼻吸鼻呼法，做深呼吸七次。能消除背臂疼痛、结气。

88. 端坐，腰部挺直，左臂沿身体左侧慢慢用力向上推举，手指伸直，掌心向上；同时右臂屈肘，以右手掌按住右胁，然后以鼻吸鼻呼法做深呼吸七次。能消除结气。

89. 仰卧，两臂屈肘，两肘着地；两腿伸直，两脚跟着地。然后以头、两肘、两脚跟同时用力撑地，腹部尽量向上挺，使身体成反弓形，反复做三十五次。能去除脊背疼痛、肚肠宿气。注意此动作饱食后不要做。

90. 将左脚后跟放在右脚蹒趾上，然后以鼻吸鼻呼法做深呼吸七次。能除癖去逆气。

91. 坐地上，左腿向前伸直，右腿屈膝，右小腿压在左膝上，然后左腿伸直向上抬起，同时用意念引导气向下运行。接着左手向后撑地，上体稍后仰，右手用力压左腿向下，同时左腿用力向上抬，使腿手互相争力。左右腿交替进行，各做十四次。能去腿、膝疼痛拘急。

92. 仰卧，两腿屈膝，两膝外展，两脚跟置于脊骨末端，然后以嘴吸鼻呼法做腹式呼吸。能去淋，抑制小便次数。

93. 蹲下，两手从两腿外侧伸入，放在脚背上。然后脚跟着地，脚尖抬起，两手迅速握住脚趾，保持不动，直到支持不住为止。能治淋，锻炼腰髋。

94. 仰卧，以两手掌搓摩两胁，同时以嘴吸鼻呼法做深呼吸数十次。能消除大便困难、腹寒腹冷等。

95. 正坐，两臂背后屈肘，以两小臂用力按压后腰，叫"带便"。能通腹，利大便，疗虚损。

96. 平坐，两腿伸直，两脚张开，两臂背后屈肘，两手手指相叉，掌心向外，然后以手背上下按摩背脊九次。能治愈大小便困难。

97. 坐地上，两腿屈膝交叉，两手握住两脚解溪穴，用力向上拉，同时头向后仰，反复做七次。能去除肾气壅塞。

98. 屈两膝如坐，臀部不着地，两臂前举，手指伸直，掌心向上，然后随上身向左右两侧扭转二十一次。能消除膀胱风冷及关节凝滞。

99. 屈两膝如坐，臀部不着地，两臂屈肘，两手握成拳，做前后摆臂动作二十一次。含胸低头，以头触腹，做二十一次。能去除腹胀及消化不良。

100. 两臂前举，手指伸直，掌心向下。然后两臂同时向身体左侧摆动，再同时向右侧摆动，反复做二十一次。站立，上身做前屈后仰动作七次。能消除腹胀、心悸及膀胱腰脊风寒。

101. 坐地上，右腿伸直，左腿屈膝，压在右腿上。连续做五次。能消除心腹寒热、胸臆邪胀。

102. 坐地上，两腿伸直，两手从两腿外侧下伸入，然后上身前屈，将头置于两膝间，同时两手手指相叉，抱住脑后，做十二次。

103. 先叩齿十四次，然后立即做呼吸运动十四次，共做三百组。坚持练习二十天，能驱尽邪气；坚持练习六十天，小病痊愈；能坚持练习一百天，将根除大病。

I04. 以左手掌按住右胁，同时右臂上举，手指伸直，掌心向前。能消除积聚。

105. 端坐，腰部挺直，两臂上举，手指伸直，掌心向上，然后以鼻吸鼻呼法做深呼吸七次，此式叫"蜀王乔"。能去除胁下积聚。

106. 坐，两腿向前伸直，两手握两脚蹰趾，然后两腿上举，使脚高于头，反复做五次。能去除疝瘕，通利九窍。

107. 屈两膝如坐，臀部不着地，两手撑地，然后两腿上举，以两膝夹两颊。经常练习，能治疗消化不良。

108. 正坐，挺胸仰头，两腿伸直外展，两臂前举，然后上身前屈，当胸部快要触及地面时，伸直上身，反复做十四次。能消除脏冷臑痛、腰膝疼闷。

109. 两臂一齐摆向左侧，同时上身向右侧斜；两臂一齐摆向右侧，同时上身向左侧斜。左右交替，各做二十一次。又，上身不动，头做前后左右的绕环运动二十一次。能去除脾胃不和、臂腰虚闷。

110. 仰卧，两腿伸直，两手握两脚跟向上举起，同时以鼻吸鼻呼法做深呼吸七次。能去胃中疾病，止呕。

111. 坐，两腿伸直，然后用两手尽量抓两脚十次。能治愈肠胃疾病。

112.坐地上，两腿向前伸直，脚跟着地，脚尖朝上，两手手指相叉，兜住两脚底，然后上身前屈，以头触膝，反复做十二次。能治愈肠胃疾病。

113.于食前食后坐下，两手放在膝上，挺腹向前，然后上身向左侧屈体二十一次，向右侧屈体十四次，上身尽量向左右两侧扭转。能去除脾胃及肚腹宿气，消除脏腑不和。

114.端坐，腰部挺直，右臂沿身体右侧慢慢用力向上推举，手指伸直，掌心向上，同时左手掌按住左胁。然后以鼻吸鼻呼法做深呼吸七次。能去除胃寒，加强消化。

115.坐地上，两腿伸直抬起，两手握两脚，使两脚贴近面部，上身不动，做二十一次。上身挺直，分别向左右两侧快速牵挂。能去除四肢腰髓内寒，血冷筋急。

116.左腿跪，臀部坐在左脚跟上，左臂前举，手指伸直，掌心向上，右腿向后屈膝，右手握右腿解溪穴，右膝着地，头仰起。右腿跪，臀部坐在右脚跟上，右臂前举，左腿向后屈膝，左手握左腿解溪穴，左膝着地，头仰起，左右交替做二十八次。能消除腰腋闷疼、筋急。

117.站立，两手托腰不动，上身尽量后仰，使身体成反弓形，做二十一次。能去除臂肩血冷筋急。

118.站立，一臂前举，掌心向上；一臂后举，掌心向下。腰背不动，两臂前后交替做十四次。能消除身内关节内冷、项肩髓虚。

119.站立，左腿不动，右腿向后跨一大步，成左弓步。同时右臂前举，手指伸直，掌心向下，左右弓步交替做十四次。能去除筋疼筋急，百脉不和。

120.两臂屈肘，两手掌按住两肩，同时两肩前顶，做上下耸动二十一次，要求耸动幅度要大。然后两手仍按肩不动，两肘做上下摆动十四次，两手做手指屈伸七次，共做二十一组。能去除项肩筋脉急劳。

121.站立，两臂从身体两侧同时慢慢用力向上推举，手指伸直，掌心向上，待两臂伸直后，收回再做，反复二十一次。手不动，两肋尽量上举七次。手臂不动，上身向左右两侧屈体二十一次。能去除骨节风寒。

122.坐地上，两腿向前伸直，两手抓住两脚踝，然后上身前屈，以头触地。能锻炼脊椎。

123.坐地上，两腿伸直，左右分开约一尺，然后两手抓住两脚踝，上体前屈，以头触地，反复做十二次。能除患害，调身脊。

124.鸡鸣时，两手掌相对摩擦，使掌心发热后，熨目三次，又以手指按摩两目左右。能使人目明有光。

125.朝东坐，用手连续捻鼻梁三次。能治鼻中息肉。

126.坐地上，两腿屈膝交叉，两手从两腿外侧下伸入，然后低头，两手手指相叉，抱住后脑。能去寒就温，改善听力。

127.朝东坐，连续四次，上下叩齿三十六下。能治疗齿痛。

128.平坐，两腿伸直，两脚张开，脚跟着地，脚趾朝上，两手在两腿中间撑地，两腿屈膝盘住两臂，然后将臀部向上举起，同时进行呼吸运动。能治愈瘰疬、乳痛。

129.站立，做原地高抬腿十四次，要求当一腿屈膝抬起时，两手要迅速捧膝触胸。上身向左右两侧屈体十四次，前后送髋七次。能去除心劳、痔病。

130. 端坐，右手叉腰，以鼻吸鼻呼法做深呼吸七次，头向左右扭转各三十次。能消除颈项疼痛、身体瘀血。

131. 站立，双手叉腰，拇指在前，四指在后，做前后送髋十四次。双手叉腰，四指在前，拇指在后，做前后送髋十四次。手不动，结合呼吸做下蹲运动二十一次，能去除云门、腰腋血气闭塞。

【原文】

1. 一足踏地，足不动。一足向侧，如丁字样，转身倚势，并手尽急回，左右迭二七。去脊风冷、偏枯、不通润。

2. 手前后递互拓，极势三七。手掌向下，头低面心，气向下至涌泉、仓门，却努一时，取势散气，放纵身气，平头动，膊，前后欹侧，柔转二七。去膊并冷血筋急，渐渐如消。

3. 两手抱左膝，生腰，鼻内气七息，展右足。除难屈伸拜起，胫中痛萎。

4. 两手抱右膝著膺，除下重难屈伸。

5. 踞坐，伸右脚，两手抱左膝头，伸腰，以鼻内气，自极七息。展左足著外。陈难屈伸拜起，胫中疼痹。踞坐，伸左脚，两手抱右膝，伸腰，以鼻内气，自极七息，展右足著外。除难屈伸拜起，胫中疼。

6. 立身，上下正直，一手上拓，仰手如似推物势；一手向下如捺物，极势，上下来去换易四七。去膊内风，两膊并内冷血，两掖筋脉挛急。

7. 极力右掖两臂，不息九通。愈臂痛、劳倦、风气不随。振两臂者，更互踶踩，犹言厥。九通中间，偃伏皆为之，名虾蟆行气，久行不已。愈臂痛劳倦、风气不随。

8. 偃卧，合两膝，布两足，生腰，口内气，振腹自极，七息。除壮热疼痛，两胫不随。

9. 左右拱两臂不息九通。治臂足痛、劳倦、风痹不随。

10. 一手长舒，仰掌合掌，一手捉颏，挽之向外，一时极势，二七，左右亦然。手不动，两向侧势，急挽之，二七。去颈骨急强，头风脑旋，喉痹，膊内冷注、偏风。

11. 一足踏地，一手向后长舒努之，一手捉涌泉急挽，足努手挽，一时极势，左右易，俱二七。治上下偏风，阴气不和。

12. 正卧，叠两手著背下，伸两脚，不息十二通。愈足湿痹不任行，腰脊痛痹。

13. 以手摩腹，从足至头，正卧，蜷臂导引，以手持引足住，任臂，闭气不息十二通。以治湿痹不可任，腰脊痛。

14. 一曰：以右踵拘左足拇趾，防风痹。二曰：以左踵拘右足拇趾，除厥痹。三曰：两手更引足跌置膝上，除体痹。

15. 偃卧，合两膝头，翻两足，伸腰坐，口内气，胀腹，自极，七息。除痹痛热痛，两胫不随。

16. 踞坐，伸腰，以两手引两踵，以鼻内气，自极七息，布两膝头。除痹呕，引两手。

17. 偃卧，端展两手足臂，以鼻内气，自极七息，摇足三十而止。除手、足寒，周身痹，厥逆。

18. 左右手夹，据地，以仰引腰五息止，去痿痹，利九窍。

19. 凡人常觉脊倔强而闷，不问时节，缩咽膊内，仰面，努膊并向上，头左右两向捼之，左右三七，一住。待血行气动定，然始更用。初缓后急，不得先急后缓。

20. 一足踏地，足不动，一足向侧，如丁字样，转身欹势并手尽急回，左右迭互。去脊风冷，偏枯，不通润。

21. 蹲坐，身正头平，叉手安颏下，头不动，两肘向上振摇，上下来去七七，亦持手三七，放纵身心。去乳房风冷肿闷，鱼寸不调，日日损。

22. 坐，两足长舒，自纵身，内气向下，使心内柔和适散，然始屈一足，安膝下，长舒一足，仰足趾向上使急。仰眠，头不至席，两手急努向前，头向上努挽，一时各各取势，来去二七，迭互亦然。去脚疼、腰膊冷血冷风，日日渐损。

23. 长舒足，肚腹著席安，徐看气向下，知有去处，然始著两手掌拓席，努使臂直，散脊背气向下，渐渐尽势，来去二七。除藏府内宿冷、脉急、腰膊风冷。

24. 肚腹著席，长舒一足，向后急努足指，一手舒向前尽势，将一手向背上挽足倒急势，头仰蹙背使急，先用手足斜长舒者，两向自相挽急，始屈手足并头，一时取势。常记动手足，先后交番上下，来去二七，左右亦然。去背项腰膝膊并风冷疼闷，脊里倔强。

25. 坐正，两手向后捉腕，反向拓席，尽势，使腹弦弦，上下七，左右换手亦然。损腹肚冷风宿气积，胃口冷，食饮进退，吐逆不下。

26. 长舒一足，屈一足，两手挽膝三里，努膝向前，身却挽，一时取势，气内散消，如似骨解，迭互换足，各别三七。渐渐去膊脊冷风冷血、筋急。

27. 两手向后，倒挽两足，极势，头仰，足趾向外努之，缓急来去七，始手向前直舒，足自摇，膝不动，手足各二七。去脊腰闷、风冷。

28. 身平正，舒两手向后，极势，屈肘向后，空捺四七。转腰，垂手向下，手掌四面转之。去臂内筋急。

29. 两手长舒，合掌向下，手高举与膊齐，极势，使膊闷痛，然始上下摇之二七，手下至髀，还，上下缓急，轻手前后散振七。去膊内风冷疼。

30. 手掌倒拓两膊，并前极势，上下旁两掖，急努振摇，来去三七竟。手不移处，努两肘上，急势，上下振摇二七，欲得拳两手七，因相将三七。去项膊筋脉急努。

31. 一手屈拳向左，一手努肘头，向内挽之，上下一时尽势，屈手散放，舒指三，方转手，皆极势四七。调肘膊骨筋急强。两手拓，向上极势，上下来去。

32. 手不动时，两肘向上，极势七。不动手肘臂，侧身极势，左右回三七。去颈骨冷气风急。

33. 一手前拓使急，一手发乳房，向后急挽之，不得努用力，气，心开下散，迭互相换手，三七。始将两手攀膝头，急捉，身向后极势，三七。去腕闷疼，风府、云门气散。

34. 一手拓颐，向上极势，一手向后长舒急努，四方显手掌，一时俱极势，四七，左右换手皆然。拓颐，手两向共头歆侧，转身二七。去臂膊头风，眠睡。

35. 解发，东向坐，握固，不息一通，举手左右导引，手掩两耳。治头风，令发不白。以手复捋头五，通脉也。

36. 端坐，伸腰，左右倾头闭目，以鼻内气，自极七息止。除头风。

37. 叉两手头后，极势，振摇二七，手掌翻覆安之二七。头欲得向后仰之，一时一势，欲得歆斜四角，急挽之，三七。去头腋膊肘风。

38. 以两手抱右膝，著膺，除风眩。

39. 以两手承辘轳倒悬，令脚反在其上元，愈头眩风癫。

40. 坐地，交叉两脚，以两手从曲脚中入，低头叉项上。治久寒，不能自温，耳不闻声。

41. 脚著项上，不息十二通，愈。

42. 还向反望，不息七通。治咳逆，胸中病、寒热也。

43. 两手抱两乳，急努前后振摇，极势二七。手不动摇，两肘头上下来去三七。去两肘内劳损，散心向下，众血脉遍身流布，无有壅滞。

44. 跪一足，坐上，两手髀内卷足。努踹向下，身外扒，一肘取势，向心来去二七，左右亦然。去五劳、足臂疼闷，膝冷阴冷。

45. 坐抱两膝，下去三里二寸，急抱向身极势，足两向身起，欲似胡床。住势，还坐，上下来去二七。去腰足臂内虚劳、膀胱冷。

46. 外转两脚，平踏而坐，意努动膝节，令骨中鼓挽，向外十度，非转也。又云：两足相踏，向阴端急蹙，将两手捧膝头，两向极势，捺之二七竟。身侧两向，取势二七。前后努腰七。去心劳、痔病、膝冷，调和未损尽时，须言语，不瞋喜。

47. 两足相踏，令足掌合地，蹙足极势，两手长舒，掌相向脑项之后，兼至膊，相挽向头。膊手向席，来去七仰，手七合，手七始，两手角上极势，腰正足不动，去五劳七伤，脐下冷暖不和，数用之常和调适。

48. 一足踏地，一足屈膝，两手抱犊鼻下，急挽向身极势，左右换易四七。去五劳、三里气不下。

49. 外转两足，十遍引，去心腹诸劳。内转两足，十遍引，去心五息止。去身一切诸劳疾疹。

50. 双手舒，指向上，手掌从面向南，四方回之，屈肘上下尽势四七，始放手向下垂之，向后双振，轻散气二七，上下动两膊二七。去身内臂肋疼闷。渐用之，则永除。

51. 大跂坐，以两手捉足五指，自极，低头不息九通。治颈脊腰脚痛、劳疾。

52. 端坐，伸腰，举右手，仰其掌，却左臂，覆右手，以鼻内气自极七息，息间，稍顿左手。除两臂、背痛。

53. 胡跪，身向下，头去地五寸，始举头，面向上，将两手一时抽出，先左手向身用长舒，一手向后身用长舒，前后极势二七。左右亦然。去臂骨脊筋阴阳不和，疼闷疗痛。

54. 坐一足上，一足横铺安膝下押之，一手捺上膝，向下急，一手反向取势，长舒，头仰，向前，并两手，一时取势，捺摇二七，左右迭互亦然。去髀、胸、项、腋脉血迟涩，挛痛闷疼。

55. 双足互跪安稳，始抽一足向前，极势，头面过前两足趾，上下来去三七，左右换足亦然。去臂、腰、背、髀、膝内疼闷不和，五脏六腑气津调适。

56. 一足屈如向前，使膀胱著膝上，一足舒向后尽势，足趾急努，两手向后，形状欲似飞仙虚空，头昂，一时取势二七，足左右换易一寸。去遍身不和。

57. 长舒两足，足趾努向上，两手长舒，手掌相向，手指直舒，仰头努脊，一时极势，满三通。动足，相去一尺，手不移处，手掌向外，七通。须臾，动足二尺，手向下拓席，极势三通。去遍身内筋节虚劳，骨髓疼闷。

58. 两手反向拓席，一足跪，坐上，一足屈，如仰面，看气道众处散适，极势，振之四七，左右亦然。始两足向前双踏，极势二七，去胸腹病、膝冷、脐闷。

59. 舒两足坐，散气向涌泉，可三通。气彻到，始收右足屈卷，将两手急捉脚涌泉，足踏手挽，一时取势，手足用力，送气向下三七，不失气。数寻，去肾内冷气，膝冷脚疼。

60. 卧，展两胫，足十指相拄，伸两手身旁，鼻内气七息。除两胫冷、腿骨中痛。

61. 两足指向下拄席，两涌泉相拓，坐两足跟，两膝头外扒，手身前向下，尽势七通。去劳损、阴冷、膝冷、脾瘦肾干。

62. 两手抱两膝，极势来去，摇之七七，仰头向后，去膝冷。

63. 偃卧，展两胫，两足指左向，直两手身旁，鼻内气七息。除死肌及胫寒。

64. 立，两手搦腰遍，使身正放纵，气下使得所，前后振摇七七，足并头两向振摇二七，头上下摇之七，缩咽举两膊，仰柔脊，冷气散。令脏腑气向涌泉通彻。

65. 互跪，两手向后，掌合地，出气向下，始渐渐向下，觉腰脊大闷还上，来去二七。身正，左右散气，转腰三七。去脐下冷闷、膝头冷、解溪内病。

66. 卧，令两手布膝头，取踵置尻下，以口内气，腹胀自极，以鼻出气七息。除阴下湿，少腹里痛，膝冷不随。

67. 屈一足，趾向地，努之使急，一手倒挽足解溪，向心极势，腰、足解溪、头如似骨解气散。一手向后拓席，一时尽势，三七，左右换手亦然。去手足腰膊风热急闷。

68. 仰头却背，一时极势，手向下至膝头，直腰，面身正，还上去，三七。始正身纵手向下，左右动腰，二七，上下挽背脊七。渐去背脊、臂膊、腰冷不和。

69. 头向下努，手长舒，向背上高举，手向上，并头，渐渐五寸，一时极势，手还收向心前，向背后，去来和谐，气并力调，不欲气强于力，不欲力强于气，二七。去胸背前后筋脉不和、气血不调。

70. 伸左胫，屈右膝，内压之，五息止。引肺，去风虚，令人目明。

71. 一手向上极势，手掌四方转回，一手向下努之，合手掌努指，侧身歆形，转身向似看，手掌向上，心气向下，散适，知气下缘上，始极势，左右上下四七亦然。去膊并肋腰脊疼闷。

72. 平跪，长伸两手，拓席向前，待腰脊须转，遍身骨解气散，长引腰，极势。然始却跪便急，如似脊内冷气出许，令臂搏痛，痛欲似闷痛，还坐，来去二七。去五脏不和，背痛闷。

73. 长伸两脚，以两手捉五指七通。愈折腰不能低仰也。

74. 端坐，伸腰，右顾视月，口内气，咽之三十。除左胁痛，开目。

75. 举手交项上相握，自极。治胁下痛。

76. 端坐，伸腰，徐以鼻内气，以右手持鼻，闭目吐气。治伤寒头痛，洗洗皆当以汗出为度。

77. 举左手，顿左足，仰掌，鼻内气四十息止。除身热背痛。

78. 清旦初起，以左右手交互，从头上挽两耳，举。又引鬓发，即流通。令头不白，耳不聋。

79. 摩手掌令热，以摩面，从上下，二七止。去汗气，令面有光。

80. 摩手令热，从体上下，名曰干浴。令人胜风寒时气，寒热头痛，百病皆愈。

81. 偃卧，合两膝，布两足，而伸腰，口内气，振腹七息。

除壮热疼痛，通两胫不随。

82. 两手却据，仰头向日，以口内气，因而咽之数十。除热身中伤死肌。

83. 两足相合，两手仰捉两脚，向上急挽，头向后振，极势三七。欲得努足，手两向舒张，身手足极势二七。去窍中生百病、下部虚冷。

84. 叉跌两手，反向拓席，渐渐向后，努脐腹向前散气，待大急还放，来去二七。去脐下冷、脚疼、五脏六腑不和。

85. 两手向后拓腰，蹙膊极势，左右转身来去三七。去腹肚脐冷、两膊急、胸腋不和。

86. 两手向后，合手拓腰，向上极势，振摇臂肘，来去七。始得手不移，直向上向下，尽势，来去二七。去脊、心、肺气，壅闷散消。

87. 端坐，伸腰，举左手仰其掌，却右臂，覆右手，以鼻内气，自极七息。息间，稍顿右手。除两臂背痛、结气。

88. 端坐，伸腰，举左手，仰掌，以右手承右胁，以鼻内气，自极七息。除结气。

89. 两手拓肘头。拄席，努肚，上极势，待大闷始下，来去上下五七。去脊背体内疼，骨节急强，肚肠宿气。行忌太饱。

90. 偃卧，以左足踵拘右足踇趾，鼻内气，自极七息。除癖逆气。

91. 一足屈之，足指仰，使急，一足安膝头。散心，两足跟，出气向下。一手拓膝头向下急捺，一手向后拓席，一时极势，左右亦然，二七。去膝髀疼急。

92. 偃卧，令两足布膝头，斜踵置尻，口内气，振腹，鼻出气。去淋、数小便。

93.蹲踞，高一尺许，以两手从外屈膝内入，至足跌上，急手握足五指，极力一通，令内曲入，利腰髋，治淋。

94.偃卧，直两手，捻左右胁。除大便难、腹痛、腹中寒。口内气，鼻出气，温气咽之数十，病愈。

95.正坐，以两手交背后，名曰带便。愈不能大便，利腹，愈虚羸。

96.反叉两手，着背上，推上使当心许，跐坐，反到九通。愈不能大小便。

97.两足交坐，两手挽两足解溪，挽之极势，头仰，来去七。去肾气壅塞。

98.蹲坐，欹身，努两手向前，仰掌，极势，左右转身腰三七。去膀胱内冷血风，骨节急强。

99.蹲坐，住心，卷两手，发心向下，左右手摇臂，递互欹身，尽膊势，卷头筑肚，两手冲脉至脐下，来去三七。渐去腹胀肚急闷、食不消化。

100.两手向身侧一向，偏相极势，发顶足，气散下，欲似烂物解散，手掌指直舒，左右相皆然，去来三七。始正身，前后转动膊腰七。去腹肚胀，膀胱、腰脊臂冷血，血脉急强，悸也。

101.伸右胫，屈左膝，内压之，五息止。引髀，去心腹寒热，胸臆中邪气胀满。

102.坐地，缓舒两脚，以两手外抱膝中，疾低头入两膝间，两手交叉头上，十二通。

103.叩齿二七过，辄咽气二七过，如此三百通乃止。为之二十日，邪气悉去，六十日小病愈，百日大病除。

104. 以左手按右胁，举右手极形。除积及老血。

105. 端坐生腰，直上展两臂，仰两手掌，以鼻内气闭之，自极七息，名曰蜀王乔。除胁下积聚。

106. 坐，舒两脚，以两手捉大拇趾，使足上头下，极挽，五息止，引腹中气，遍行身体。去疝瘕病，利诸孔窍。

107. 举两膝，夹两颊边，两手据地，蹲坐，故久行之，愈伏梁。伏梁者，宿食不消成癖，腹中如杯如盘。

108. 正坐努腰，胸仰举头，将两手指相对，向前捺席使急，身如共头胸向下，欲至席还起，上下来去二七。去胸肋痞、脏冷、臑疼闷、腰脊闷也。

109. 欹身，两手一向偏侧，急努身舒头，并手竞扒相牵，渐渐一时尽势。气并力皆和，来去左右亦然，各三七。项前后两角缓舒手，如是似向外扒，放纵身心，摇三七，递互亦然。去太仓不和，臂腰虚闷也。

110. 偃卧，展两胫两手，左跷两足踵，以鼻内气，自极七息。除胃中病，食苦呕。

111. 坐，直舒两脚，以两手挽两足，自极十二通。愈肠胃不能受食、吐逆。

112. 以两手直叉两脚底，两脚痛，舒，以头枕膝上，自极十二通。愈肠胃不能受食，吐逆。

113. 常须食前后，两手捺膝，左右欹身，肚腹向前，努腰就肚，左三七，右二七，转身按腰脊，极势。去太仓、腹内宿气不化，脾痹肠瘦，脏腑不和。

114. 端坐生腰，举右手，仰掌，以左手承左胁，以鼻内气，自极七息。所除胃寒，食不变，则愈。

115. 两手抱足，头不动，足向口，而不受气，众节气散，来往三七。欲得捉足，左右侧身，各各急挽，腰不动。去四支、腰上下髓内冷、血冷、筋急。

116. 一足向前互跪，押踹极势；一手向前，长努拓势；一足向后屈，一手搦解溪，急挽尽势；膝头搂席使急，面头渐举，气融散流上下左右，换易四七。去腰、伏兔、腋下闷疼，髓筋急。

117. 双手反向拓腰，仰头向后努急，手拓处不动，展两肋头相向，极势三七。去两臂膊筋急冷血、咽骨掘弱。

118. 一手拓前，极势长努，一手向后，长舒尽势，身似天形，左右递互，换手亦二七，腰脊不动。去身内八节骨内冷血，筋髓虚，项膊急。

119. 一足踏地，一手向前长舒；一足向后极势，长舒一手一足，一时尽意，急振二七。左右亦然。去髓疼筋急，百脉不和。

120. 两手掌倒拓两膊并前，极势，上下傍两腋，急努振摇，来去三七竟，手不移处，努两肘向上急势，上下振摇二七，欲得卷两手七，自相将三七。去项膊筋脉急劳。

121. 张两手，拓向上，极势，上下来往三七。手不动，将两肘向上极势七。不动手肘臂，侧身极势，左右回三七。去颈骨冷气风急。

122. 坐地，直两脚，以两手指脚胫，以头至地，调脊诸椎，利发根，令长美。

123. 坐，舒两脚，相去一尺，以扼脚两胫，以顶至地，十二通。调身脊，无患害。

124. 鸡鸣，以两手相摩令热，以熨目，三行，以指抑目，左右无神光。令目明，不病痛。

125. 东向坐，不息三通，以手捻鼻两孔，治鼻中息肉。

126. 坐地，交叉两脚，以两手从曲脚中入，低头，又手项上。治久寒不能自温，耳不闻声。

127. 东向坐，不息四通，上下琢齿三十六下。治齿痛。

128. 跂踞，以两手从曲脚入，据地，曲脚加其上，举尻。其可用行气。愈瘰疬乳痛。

129. 两足相踏，向阴端急蹙，将两手捧膝头，两向极势，捧之，二七竟。身侧两向取势，二七。前后努腰七。去心劳，痔病。

130. 端坐，右手持腰，鼻内气七息，左右挼头各三十止。除体瘀血、颈项痛。

131. 双手搊腰，手指相对向，尽势，前后振摇二七。又将手大指向后，极势，振摇二七。不移手，上下对，并气下尽势，来去三七。去云门、腰腋血气闭塞。

五、老子按摩法（唐）

【提要】

老子，姓李名耳，字伯阳，谥号聃，故又称老聃。其生卒年不详，为春秋末期楚国苦县人，著有五千字的《道德经》，又称《老子五千文》。老子是道家学派的创始人，著名的哲学家、思想家。他的《道德经》主要讲哲学问题，但也涉及到一些养生方面的内容。不过，老子按摩法并不是老子本人创编的，而是后人伪托创编。此功法以活动四肢关节为主，带动颈、背、腰、髋、胸、腹部运动，可舒经活络，通行气血。虽动作较多，但却十分简练实用，习练者可根据具体情况和条件选择运用，适合不同年龄的导引爱好者健身强体。

　　该法是古代备受重视的导引法之一，曾被《圣济总录》《居家必备》《遵生八笺》等多种养生医学典籍所载录。

　　此篇源自孙思邈《备急千金要方》。孙思邈（581—682），唐京兆华原（今陕西省耀县孙原乡）人，他一生博学多闻，对祖国医学和养生学的研究尤为精深，是我国著名医学家、养生学家。《备急千金要方》是他在 93 岁时撰成的一部不朽的世界医学名著，其中《养性篇》辑录了老子按摩法，共 49 个动作。

　　本篇原文采自《中国导引强身术》。

【功法】

　　1. 两手按住大腿，上体向左右两侧扭转十四次。

　　2. 两手捏住大腿，两肩前后扭动十四次。

　　3. 两臂屈肘，两手抱头，左右扭腰十四次。

　　4. 头向左右两侧扭转十四次。

　　5. 两臂屈肘，两手托住下巴，然后头尽量后仰，做三次。

　　6. 左手抱头，右手托住膝盖下而不动，然后做体前屈三次。右手抱头，左手托住膝盖下面不动，然后做体前屈三次。

　　7. 左手托住下巴，右手托住右膝盖下面，上体正直不动，右膝抬起触胸，做三次。右手托住下巴，左手托住左膝盖下面，上体正直不动，左膝抬起触胸，做三次。

　　8. 两臂屈肘，两手抱住脑后，向下攀头，同时跺脚三次。

　　9. 两臂屈肘，两手在头项相握，然后右臂尽量上举，同时左手用力拉右手向下，使右腋充分展开。左臂尽量上举，同时右手用力拉左手向下，使左腋充分展开，左右轮流各做三次。

　　10. 两臂屈肘，两手手指在胸前相叉，掌心向内，然后翻掌向外，同时两臂慢慢用力向前推出，待臂伸直后，翻掌向内，收回于胸前，反复做三次。

11. 两臂屈肘，两手手指相叉，掌心向内，然后以手掌在胸部做按压动作三次。

12. 两臂屈肘，手腕弯曲，以手背按压两胁三次。又以左手握住右肘，用力向左侧拉；以右手握住左肘，用力向右侧拉，各三次。

13. 两臂屈肘，两手手指在胸前相叉，掌心向内，然后左臂向左用力，右臂向右用力，使两手互相争力，做三次。两手手指仍相叉，掌心向内，两手腕交替做屈伸动作，做三次。

14. 两臂屈肘，两手抱项，然后头向左右两侧摆动三次。

15. 左手着膝，手指伸直，掌心向上，握住右臂的肘部，然后右臂慢慢用力从左手中抽出，仰掌置于膝上。再以右手握住左臂的肘部，然后左臂慢慢用力从右手中抽出，仰掌置于膝上。左右交替，做三次。

16. 左臂屈肘，左手掌从上至下轻轻按摩右肩。右臂屈肘，以右手掌从上至下轻轻按摩左肩。

17. 两臂屈肘，两手握拳置于腰际，然后向前冲拳，做三次。

18. 两臂屈肘，两手手指胸前相叉，掌心向内，然后两手腕做绕环运动十四次。

19. 站立，两臂自然下垂，掌心向后，然后两臂同时向前振三次，向后振三次。掌心向前，然后两臂同时向前振三次，向后振三次。

20. 用左手拇指和食指指腹，揉捏右手各手指三次。用右手拇指和食指指腹，揉捏左手各手指三次。

21. 站立，两臂自然下垂，然后两臂向前、上、后、下的方向做直臂绕环运动三次。

22. 两臂屈肘，两手手指胸前相叉，掌心向下，然后两臂向下伸直、屈肘，反复做十次。

23. 两臂上举，手指伸直，掌心向上，然后两臂屈肘，两手置于肩上，再向上伸直两臂，反复做三次。

24. 两臂屈肘，手指伸直，掌心向下，然后两手向下按压，待两臂伸直后，两臂屈肘，再向下按压，反复做三次。

25. 两臂上举，两手手指于头上相叉，然后两臂向左侧摆，使右腋充分展开；两臂向右侧摆，使左腋充分展开。左右交替，做十次。

26. 两臂背后屈肘，两手握拳，然后以拳眼上下擦摩背脊三次。

27. 两臂背后屈肘，两手反握，然后以手背直上直下擦摩背脊三次。

28. 两臂胸前屈肘，两手互握两腕，然后两小臂同时向外振三次，再向内振三次。

29. 两臂从体侧同时向前推掌三次，要求手指伸直，掌心向前。

30. 两臂屈肘，两手手指胸前相叉，掌心相对，然后右手用力推左手，使左肘向左顶肘三次；左手用力推右手，使右肘向右顶肘三次。

31. 两臂侧举，手指伸直，掌心向下，然后由侧举变上举，同时两手在头顶上击掌，再由上举变侧举，反复做三次。

32. 用一手手掌，叩打另一手手背，从上至下，至手背感温热为止，左右交替进行。

33. 左腿伸直，右手将左腿托起，然后以左手掌从上至下按摩左腿三次。右腿伸直，左手将右腿托起，然后以右手掌从上至下按摩右腿三次。

34. 站立，两腿并拢伸直，同时向前屈膝，做三次。

35. 站立，一腿支撑身体，一腿伸直做旋内旋外动作。两腿交替，各做三次。

36. 站立，一腿向前屈膝，一腿伸直不动。两腿交替，做三次。

37. 腿屈伸三次。

38. 大腿向内外扭转三次。

39. 站立，一腿支撑身体，一腿向前后做直腿摆动，做三次，两腿交替。

40. 用手叩打脚背，使脚背感到温热为止。

41. 大腿向内外扭转若干次，然后跺脚三次，左右交替。

42. 腿屈伸，三次。

43. 站立，两手向前撑地，然后头向左后、右后扭转，同时眼睛向头扭转的方向看，两肩前后扭动三次。

44. 一臂慢慢用力向上推举，手指伸直，掌心向上，另一臂慢慢用力向下按压，手指伸直，掌心向下。两臂交替，做三次。

45. 模仿推山、背山、拔树的动作，左右用力，各做三次。

46. 两臂屈肘，两手成立掌，置于腰际，然后两臂同时向前推出，待臂伸直后收回，反复做三次。

47. 站立，两臂侧举，手指伸直，掌心向下，同时两腿左右分开，比肩宽。收回两臂，同时两腿并拢，反复做三次。

48. 站立，两臂侧举，手指伸直，掌心向下，同时两腿并拢。然后收回两臂，同时两腿左右分开，比肩宽，反复做三次。

49. 站立，上体前屈后仰，各三次。

【原文】

1. 两手捺脽，左右挕身二七遍。

2. 两手捻脽，左右纽肩二七遍。

3. 两手抱头，左右纽腰二七遍。

4. 左右摇头二七遍。

5. 两手托头，三举之。

6. 一手抱头，一手托膝，三折，左右同。

7. 一手托头，一手托膝，从下向上，三遍，左右同。

8. 两手攀头下向，三顿足。

9. 两手相捉头上过，左右三遍。

10. 两手相叉，托心前，推却挽三遍。

11. 两手相叉著心，三遍。

12. 曲腕筑肋挽肘，左右亦三遍。

13. 左右挽，前后拔，各三遍。

14. 舒手挽项，左右三遍。

15. 反手著膝，手挽肘，覆手著膝上，左右亦三遍。

16. 手摸肩，从上至下使遍，左右同。

17. 两手空拳筑三遍。

18. 两手相叉，反复搅，各七遍。

19. 外振手三遍，内振手三遍，覆手振亦三遍。

20. 摩纽指三遍。

21. 两手反摇三遍。

22. 两手反叉，上下纽肘无数，单用十呼。

23. 两手上耸三遍。

24. 两手下顿三遍。

25. 两手相叉头上过，左右申肋十遍。

26. 两手拳，反背上，掘脊上下亦三遍。

27. 两手反捉，上下直脊，三遍。

28. 覆掌搦腕，内外振三遍。

29. 覆掌，前耸三遍。

30. 覆掌，两手相叉，交横三遍。

31. 覆掌，横直，即耸三遍。

32. 若有手患冷，从上打至下，得热便休。

33. 舒左脚，右手承之，左手捺脚，耸上至下，直脚三遍，右手捺脚亦尔。

34. 前后捩足三遍。

35. 左捩足，右捩足，各三遍。

36. 前后却捩足三遍。

37. 直脚三遍。

38. 纽腔三遍。

39. 内外振脚三遍。

40. 若有脚患冷者，打热便休。

41. 纽腔，以意多少，顿脚三遍。

42. 却直脚三遍。

43. 虎据，左右纽肩三遍。

44. 推天托地，左右三遍。

45. 左右排山、负山、拔木，各三遍。

46. 舒手，直前顿，伸手三遍。

47. 舒两手、两膝，亦各三遍。

48. 舒脚直反顿，伸手三遍。

49. 捩内脊、外脊各三遍。

六、天竺国按摩法（唐）

【提要】

天竺国，即古印度。"天竺国按摩法"是否源于印度，尚无确据，但其内容及各式习练动作无明显异国色彩，冠以"天竺"，恐系托名。这套动作，有的注明了方法名称，有的指明了动作形象，有的讲清了作用功能。整套动作十八势，难度不大，动作简便，锻炼的部位比较全面，反映了唐以前导引方法朴实的一面，后世的导引虽名目繁多，大都由此演绎而来，是在此基础上的发挥。此套功法名为按摩法，实际内容主要是导引肢体运动，适用于中老年人养生保健或多种慢性病患者的自我调摄，长期习练可理气活血、通经疏络、祛病强身。孙思邈曾云："日能依此行三遍者，一月后除百病，行及奔马，补益延年，能食，眼明，轻捷，不复疲乏。"（《千金方·养性》）

此篇源自孙思邈《备急千金要方》，原文采自《中国导引强身术》。

【功法】

1. 两手相握，用左手掌握住右手背，然后右手在左掌内不停地反复扭转，使右手背与左手掌相互摩擦，如洗手一般。两手轮换习练，交替进行。

2. 两臂屈肘，两手手指在胸前轻轻相叉，掌心向内，然后翻掌向外推出，待两臂伸直后，再翻掌收回于胸前。反复习练。

3.两手相握，掌心相对，然后分别以手背按压两小腿肌肉。按左腿时，右手在下，左手在上；按右腿时，左手在下，右手在上。

4.先以左手掌压住右手背，右手掌用力按压腿部肌肉，再以右手掌压住左手背，左手掌用力按压腿部肌肉。同时，上身向左右两侧缓慢地扭转。

5.左臂向身体左侧慢慢用力推出，手指伸直，掌心向前；同时右臂在胸前平屈，慢慢用力向右侧拉，手指伸直，掌心向下，做拉弓射箭动作。两臂轮换习练，交替进行。

6.两臂屈肘，两手握拳，置于腰际，然后两臂轮流向胸前做冲拳出击。

7.左臂沿身体左侧慢慢用力向上推举，如托石一般，手指伸直，掌心向上，待左臂伸直后，收回左臂。然后右臂重复同样的动作，沿身体右侧慢慢用力向上推举如托石，手指伸直，掌心向上。

8.两手握拳，屈肘，在胸前做扩胸运动。

9.正身平坐，两臂屈肘，两手成立掌置于腰际，上身向右后倾斜，同时两臂向左前方慢慢用力推出，待臂伸直后，收回两臂。然后上身向左后倾斜，同时两臂向右前方慢慢用力推出，待臂伸直后，收回两臂。

10.两臂屈肘，两手抱住脑后，然后屈颈弯腰，上身前屈，轮流向左右腿做压胸动作。

11.站立，两手向前撑地，屈膝，上身下缩，蹬腿，背部用力上挺。反复做三次。

12.两臂背后屈肘，两手握成半拳，然后以拳眼从上至下轮流捶击背部肌肉。

13. 平坐于地，两腿向前伸直，然后左右脚交替尽力向前伸。

14. 站立，两手向前撑地，头向左后、右后两侧扭转，同时眼睛向头扭转的方向看。

15. 正身站立，两脚分开，比肩稍宽，然后上身后仰，同时两臂慢慢用力向上推举，手指伸直，掌心向上，两眼注视手背，待两臂伸直后，收回两臂，然后再推举，反复做三次。

16. 站立，上身前屈，两臂下垂，两手手指相叉，掌心触地，然后以左脚踏手背上，再以右脚踏手背上。两脚交替动作，轮流进行。

17. 正身站立，两脚轮流做前后踏步动作。

18. 平坐于地，两腿向前伸直，然后以两手攀右脚向里，置于左膝上，以手按摩右小腿。再伸直右腿，以两手攀左脚向里，置于右膝上，以手按摩左小腿。左右交替，反复习练。

【原文】

1. 两手相捉纽捩，如洗手法。

2. 两手浅相叉，翻覆向胸。

3. 两手相捉，共按胜，左右同。

4. 两手相重，按胜，徐徐捩身，左右同。

5. 以手如挽五石力弓，左右同。

6. 作拳向前筑，左右同。

7. 如拓石法，左右同。

8. 作拳却顿，此是开胸，左右同。

9. 大坐斜身，偏欹如排山，左右同。

10. 两手抱头，宛转胜上，此是抽胁。

11. 两手据地，缩身曲脊，向上三举。

12. 以手反捶背上，左右同。

13. 大坐，伸两脚，即以一脚向前虚掣，左右同。

14. 两手据地回顾，此是虎视法，左右同。

15. 立地反拗身，三举。

16. 两手急相叉，以脚踏手中，左右同。

17. 起立，以脚前后虚踏，左右同。

18. 大坐，伸两脚，当两手相勾所伸脚，著膝中，以手按之，左右同。

七、孙氏导引术（唐）

【提要】

孙氏导引术是孙思邈编排的一套导引术式。这套术式的特点是以肢体屈伸、自我按摩为主，配以咽液、内视，长期习练可祛病健身、延年益寿，正如孙思邈所云："常行之，勿语其状，久而上仙。"（《摄养枕中方·导引》）即只要能坚持不断地习练此术，便能成为神话中的长生不老之人。孙思邈高寿达百岁有余，应与他长期习练此套导引术密切相关。此套功法适宜中老年导引爱好者长期习练。

本篇原文源自孙思邈《摄养枕中方》，此书是其专门论述养生之道的一部著作，采自《中国导引强身术》。

【功法】

1. 经常用两手掌从上至下摩擦面部十四次。坚持练习五年，能使人面有光泽，不生斑皱。

2. 早晨起床后，面朝南正坐。平心静气，调匀呼吸，然后两臂屈肘，两手十指相叉，抱住脑后，用力向前攀，同时头颈用力向后顶，使头、手相互争力，反复做十二次。坚持习练，能使人精气调和，血脉畅通，风气不入，百病不生。

3. 正身站立，全身放松，上身前屈后仰三次，左右侧屈三次。动作活动幅度要尽量大。然后再活动全身关节三次。

4. 早晨起床后，手握丝巾，擦摩颈项四周和耳后数次，至有温热感为止。然后用两手掌按摩头顶。再将两手掌相对摩擦，待手掌热后按摩颜面和眼睛，同时咽唾液三十次。长久坚持习练此法，能改善视力，使邪气不能侵入。

5. 两臂屈肘，两手掌心分别按两耳，要求掌根向前，手指贴后发际，然后两手掌心向两耳重按一下即迅速提起，连做若干次。久练之，能使人耳不聋，鼻不塞。

6. 经常在半夜一点至中午十二点的这段时间内，咽唾液十四次，按摩身体不适之处。

7. 凡坐着的时候，经常闭合双眼，内窥、观想体内的五脏六腑，以便集中思绪，排除杂念，息心静虑。

8. 经常用两手中指按摩眼眶内侧的睛明穴。注意按摩时要闭气，若需要呼吸时，应停止按摩。待呼吸后闭气，再继续按摩。如此循环往复，经常练习，能提高视力。

9. 经常用两手按摩两眉梢后的太阳穴，每次连做二十七次。

10. 用两手掌心或手指，按摩两眼和额部。

11. 两臂屈肘，两手掌心按住两耳沿，轻轻揉摩，每次连做三十次。

12. 两臂屈肘，两手手指叉开，轮流从前额向头顶方向梳发，每次梳二十七次。

【原文】

1. 常以两手摩拭面上，令人有光泽，斑皱不生，行之五年，色如少女。摩之令二七而止。

2. 卧起，平气正坐，先叉手掩项，目向南视，使项与手争，为之三四。使人精和，血脉流通，风气不入，行之不病。

3. 又屈动身体四极，反张侧掣，宣摇百关，为之各三。

4. 又卧起，先以手内著厚帛，拭项中四面及耳后周匝热，温温如也。顺发摩顶良久，摩两手以治面目。久久，令人目自明，邪气不干。都毕，咽液三十过。导内液咽之。

5. 又欲数按耳左右令无数，令耳不聋，鼻不塞。

6. 常以生气时，咽液二七过，按体所痛处。

7. 每坐，常闭目内视，存见五脏六腑，久久自得，分明了了。

8. 常以手中指按目近鼻两眦，闭气为之。气通乃止。周而复始行之，周视万里。

9. 常以手按两眉后小穴中，三九过。

10. 又以手心及指，摩两目及额上。

11. 又以手旋耳，各三十过。

12. 以手逆乘额上，三九过，从眉中始，乃上行入发际中。

八、白云子导引法（唐）

【提要】

白云子导引法，是唐代著名的养生家、道士司马承祯创编的一套导引术式。

司马承祯，字子微，号天台白云子，曾得嵩山道士潘师正受传符箓和辟谷、导引、服饵等方术，居于天台山。司马承祯一生著述颇多，有《天隐子》《服气精义论》《坐忘论》《道体论》等。他认为："夫肢体关节，本资于动用，经脉荣卫在于宣通。今既闲居，乃无运役事，须导引以致和畅。户枢不蠹，其义信然。"《服气精义论·导引》（以下引文均出此篇）。依据"五劳之损，动静所为；五禽之道，摇动其关"的认识，他创编了这套导引术式。根据人体的结构，该术式具有"上下相承，气之源流，升降有权"的特点，单个动作有先有后，练习时要按照动作的顺序进行，以使人体有一个循序渐进的锻炼过程，从而得到良好的健身效果。司马承祯提出"其五体平和者，依常数为之；若一处有所偏疾者，则于其处加数用力行之"。对练习的时间，司马承祯强调"凡导引，当以丑后卯前（即凌晨三时至五时），天气晴和之日为之"，认为这样效果会更好。

此篇源自司马承祯《服气精义论》，原文采自《中国导引强身术》。

【功法】

1.将头发解散，然后两手手指叉开，从下向上，倒梳四面鬓发三百六十五次。梳完发以后，或将头发散于后，或将头发挽束起来。

2.面朝东自然端坐，头正直，松肩含胸，口眼轻闭，两手轻放大腿上，腰部自然伸直。以两手拇指尖各掐两手亥子纹间，而以四指包握拇指成拳形，眼睛轻闭，思绪集中，叩齿三百六十次。

3.先闭气，暂停呼吸。两臂屈肘，两手手指胸前相叉，掌心向内，然后翻掌向前推出，使两臂伸直，保持一会，收回两臂，掌心仍翻向内。接着两臂向上推举，掌心翻向上，待两臂伸直后，左臂立即用力向下拉，同时右肘用力向上顶，左肘臂按在后脑。然后左手继续向左下方用力拉右手，使右腋充分展开。两臂上举，右臂用力向下拉，同时左肘用力向上项，右肘臂按在后脑。右手继续向右下方用力拉左手，使左腋充分展开。两手抱住脑后，用力向前攀头，同时头颈用力后仰，胸部挺起，使头手相互争力。两手仍抱住脑后，两肘左右摆动，上身向左右两侧扭转。两手放在膝上，轻轻地将气吐出。然后再闭气，重复上面的动作。如此反复做三次。

4. 左臂向身体左侧慢慢用力推，手指伸直，掌心向上，同时右臂在胸前平屈，慢慢用力向身体右侧拉，手指伸直，掌心向上。头向左转，眼睛看左手，似引弓射箭。左右臂交替动作，各做三次。要求做动作时，头胸臂肘均用上力。

5. 两臂屈肘，两手握拳，置于腰际，然后两臂同时向前做冲拳运动三次。

6. 左臂屈肘，左手握拳，左肘用力向后摆三次。左小臂向下做甩臂动作三次。右臂同左臂动作。

7. 两臂屈肘，在胸前交叉，右手抓住左肩，左手抓住右肩，用力向前攀。同时仰头挺胸，两肩用力向后张，做三次。上身前屈，两肩用力向上耸，同时两手用力向下压肩，做三次。

8. 两臂屈肘，两手腕按住两腋，两肘尽量向前收，同时低头拱背，做三次。挺胸仰头，两肘尽量向后张，做三次。

9. 平坐，两膝并拢，两臂屈肘，以两手掌托住后腰，上身尽量向后仰，同时扭动上身。恢复成平坐姿势，上身后仰，反复做三次。

10. 平坐，两小腿交叉，左手靠身体左侧后按住坐物，要求左臂内旋，使手指向右，手腕在左，同时右手在体前攀左膝向右，头向左转，仰视身后。左右手交替动作，各做三次。

11. 坐地上，两腿屈膝，两小腿交叉，两手手指相叉，掌心向外，以两手手背抱两膝，然后低头拱背，同时两膝用力外展，使两臂围抱的范围扩大到最大限度，做三次。翻掌心向内，以两手掌抱两膝，然后挺胸抬头，上身尽量后仰，做三次。

12. 平坐，两小腿交叉，两臂从两膝间伸入，经过两小腿外侧，以两手握住两脚趾，用力向上攀，同时两肩向上耸，腰腹挺起，身体向左右两侧摆动。然后恢复成平坐，再依照上面的动作练习。共做三次。

13. 坐地上，以左手攀左脚趾，使脚趾触脚心，然后左腿渐渐伸直，向上举起，同时右手托住右膝，头向左右两侧扭转。接着左腿屈膝，两手合捧左脚跟，向上举起，然后放下左腿，以左手按住左腿，右手攀住左脚，左手用力向下按，右手用力向上攀，同时头向右扭转。左右交替动作，各做三次。

14. 坐地上，两腿向前伸直，上身后仰，两臂内旋（手指向前，手腕在后），两手在身后撑地，腹部挺起。然后屈右腿抬起，向前做蹬伸动作三次。再屈左腿抬起，向前做蹬伸动作三次。

15. 仰卧，右腿伸直，左腿屈膝，将左脚跟放在右大腿上，然后左膝用力向下压，使膝触地，做三次。再左腿伸直，右腿屈膝，其余动作同左腿，做三次。

16. 仰卧，两手撑地，左腿屈膝，左脚跟触及臀部，然后右腿屈膝抬起，以右脚跟钩左膝外侧，用力向右侧下按压，使左膝内侧触地。左右腿交替动作，各做三次。

17. 坐地上，左腿屈膝向外，以左手攀住左脚踝，右手托住右膝，头向右扭转。然后，左膝触地，左脚用力向外伸，左手则用力向里攀左脚踝，使脚手相互争力。左右交替动作，各做三次。

18. 坐地上，两腿屈膝分开，两脚跟相触，两手握住两脚掌，同时将两腿向上举起，头后仰，做三次。

19. 坐地上，两腿向前伸直，两手手指相叉，托住左腿的膝弯处，然后上身尽量后仰，两手用力将左腿直举起，使脚掌向上。左右腿交替动作，各做三次。

20. 坐地上，两腿向前伸直，脚尖朝上，然后上身前屈，以两手攀住两脚趾，同时抬头挺胸，做三次。

【原文】

1. 解发散，梳四际，上达顶，三百六十五过。散发于后，或宽作髻。

2. 面向东，平坐握固，闭目思神，叩齿三百六十过。

3. 先闭气，以两手五指交叉，反掌向前，极引臂拒托之。良久，即举手，反掌向上，极臂。即低左手，力举右肘，令左肘臂按着后项，左手向下，力牵之，仍亚向左，开右腋，努胁为之。低右举左亦如之。即低手钩项，举两肘，偃胸仰头向后，令头与手前后竞力为之。

即低手钩项，摆肘捩身，向左向右。即放手两膝上，微吐气通息。又从初为之，三度。

4. 次覆伸左手，仰掌竖指，屈右手，举肘仰掌竖指，开臂，胸膊如挽弓之势。仍回头向左，使头项胸臆臂肘等，用力为之。左右各三度。

5. 次两手作举（拳），拿臂向前筑。即努肘向后，蹙急做势，用力为之，前后各三度。

6. 次以左手拳，向左之后，力摆臂三。又向下摆臂三。右如之。

7. 次交两臂于胸前，各以手指攀两肩，仰头偃胸努腹腰为之。即低头曲腰耸肩，两手向下用力攀之，一仰一低各三度。

8. 次屈两手腕安腋下，促两肘向前，低头努背为之，即仰头努胸臆，促两肘向后为之，前后各三度。

9. 次帖膝坐，以两手托腰向前，偃身向后，竞力为之。仍摇动其身，即平坐纵缓，又为之，三度。

10. 次交胫平坐，左手托左边床，稍近身后，回腕向外指，里以右手攀左膝，回头向左，仰视其后，努左右臂膊，用力为之。左右各三度。

11. 次竖两膝，交两胫，以两手交指，反掌向外抱膝，低头努腰背，开膝以磔，而臂极膝讫，即回手掌向里，急抱膝，耸身仰面申咽，腹力向后为之。一仰一低各三度。

12. 次交胫平坐，从膝向里申胫出外，以手捉脚趾，耸肩向上，用力攀，仍努腰腹向前，左右摇之，气极放宽。又为之，三度。

13. 次以左手攀左脚趾至脚心，脚指至手腕，渐长舒，脚仍举踵向上，却将右手托右膝上，仍转头向左右，竞力为之。即屈左脚，以两手共捧其跟，向上高举之。即放下，以左手按膝，右手攀脚，左手向下极按，右手回向上极攀之，回头向右，之后努肩膊为之。左右三度。

14. 次长舒两脚，偃身向后，反手托床，屈右脚，向前作势掣踏之，左右三度。

15. 次舒右脚，屈左脚，以踵加右髀上，垂左膝向下，令至床。即舒左屈右为之，左右各三度。

16. 次偃身反托床，竖左膝，促敛其踵至臀边，举右踵，钩取左膝，渐向下按之，令左膝头至床，左右各三度。

17. 次屈左脚向外，以左手下攀脚腕，右手托右膝，回头向右，低左膝著床，以脚向外展，以手向内攀，竞力为之，左右各三度。

18. 次开两膝，合两脚踵，以两手攀脚掌，仰头向上，力举之，气极，纵体力之，三度。

19. 次舒脚，以两手交指，钩曲䐐中，偃身向后，力钩之，仍渐高举脚，努胫偃指，左右各三度。

20. 次长舒两脚，令并坚指，以两手各攀其指，举头，用力为之，三度。

九、赤松子导引法（宋）

【提要】

赤松子，中国古代神话中的仙人，相传为神农时的雨师。赤松子导引法是由后人假托创编，共有 12 个术式，活动的部位比较全面，有上肢运动、下肢运动、头颈运动、躯干运动。要求动作节奏缓慢稳定，呼吸深长细绵，保持意识与思维的安静与集中。如此长期坚持，便能收到很好的健身效果，"此自当日日行之，久久知益"（《云笈七签》卷 34）。

此篇源自张君房《云笈七签》。张君房是宋《道藏》修校人，曾奉命编成《大宋天宫宝藏》4565 卷。他摄取其中精要，辑成《云笈七签》122 卷。所谓云笈，是指道教藏书的容器；七签，则是指道教经书共有三洞（洞真、洞玄、洞神）、四辅（太玄、太平、太清、正一）7 部，因以为名。《云笈七签》虽是一部道教典籍，但其中却保留了大量有价值的古代导引资料，赤松子导引法就是其中的一部分。

本篇原文采自《中国导引强身术》。

【功法】

1. 坐地上，两臂屈肘，两手手指相叉，抱住后脑，然后上身前屈，以额触地，同时做深呼吸五次。能消除胀气。

2. 侧卧，先以左肘撑地，以左手掌托住头的左侧，做深呼吸五次。再以右肘撑地，以右手掌托住头的右侧，做深呼吸五次。能锻炼筋骨。

3. 坐地上，两腿向前伸直，两手放在两膝上，待上身后倒成仰卧时，再收回上身成坐势（即仰卧起坐），同时做深呼吸五次。能消除腰气。

4. 站立，先以右手叉腰，右膝抬起，左臂上举，做深呼吸五次。再以左手叉腰，左膝抬起，右臂上举，做深呼吸五次。能消除心腹气。

5. 站立，左手叉腰，右臂上举，做深呼吸五次。右手叉腰，左臂上举，做深呼吸五次。能消除腹中气。

6. 两臂屈肘，于胸前交叉，然后头向左右不停地扭转，到不能做为止。能消除面耳邪气。

7. 两臂屈肘，两手叉腰，上身向左右两侧扭转，到不能做为止。能宣通血脉。

8. 两臂体前交叉，左手尽量去摸身体右后侧，右手尽量去摸身体左后侧。能消除肩中气。

9. 两臂屈肘，两手手指相叉，置于头顶。左臂用力向下拉，使右臂绕过头顶，让右腋充分展开。然后右臂用力向下拉，使左臂绕过头项，让左腋充分展开。反复做，能消除肺肝中气。

10. 两臂屈肘，两手手指胸前相叉，两手掌心相触。左肘尽量向左顶，同时右手用力向左推左手。然后右肘尽量向右顶，同时左手用力向右推右手。能消除皮肤中烦气。

11. 两臂屈肘，两手手指胸前相叉，两肩向上耸动若干次。能消除皮肤气。

12. 站立，一腿支撑身体，另一腿抬起摆动小腿若干次。能消除脚气。

【原文】

1. 常以两手叉头上，挽至地。五嘘五息，止胀气

2. 又侧卧，左肘肘地，极，掩左手脑；复以右手肘肘地，极，掩右手脑。五息止，引筋骨。

3. 以两手据右膝上，至腰胯，极，起头。五息止，引腰气。

4. 右手据腰，右膝左手极上引；复以左手据腰，左膝右手极上引。皆五息止，引心腹气。

5. 左手据腰，右手极上引；复以右手据腰，左手极上引。五息止，引腹中气。

6. 叉手胸胁前，左右摇头不息。自极止。引面耳邪气不得复入。

7. 两手支腰下，左右自摇。自极止。通血脉。

8. 两手相叉，极左右。引肩中气。

9. 两手相叉，反于头上，左右自调。引肺肝中气。

10. 两手叉胸前，左右极引。除皮肤中烦气。

11. 两手相叉，左右举肩。引皮肤气。

12. 正立，左右摇两胫。引脚气。

十、赤松子坐引法（宋）

【提要】

赤松子坐引法，是赤松子导引法的一部分，这套动作虽名为"坐引法"，实际上却采用跪姿。这套动作区别于其他术式的一大特点是全部采用跪姿进行导引练习。如"能长为此法，令人耳目聪明，延年益寿，百病不生"（《云笈七签》卷34，下引同）。若坐引能与按摩结合进行，效果会更好。故云："为此法讫，当立，以手摩身，令遍。"

此篇源自张君房《云笈七签》，原文采自《中国导引强身术》。

【功法】

1. 直身而跪，两臂前举，手指伸直指向外，掌心向下，保持不动。

2. 直身而跪，两臂屈肘，两手叉腰，保持不动。

3. 直身而跪，以右手掌托住后腰，左臂上举，头向后仰，保持不动。

4. 直身而跪，右臂后举，左手在体前叉腰，保持不动。

5. 直身而跪，两臂体侧屈肘，左臂向前推出，待推直后收回，再将右臂向前推出。反复做。然后两手在身后叉腰，保持不动。

6.直身而跪，两臂上举，保持不动。

【原文】

1.长跪，两手向前，各分开，以指向外。

2.次长跪，两手夹叉腰左右。

3.次复长跪，以右手反腰，左手高头而止。

4.次复长跪，右手伸后去，左手叉腰前。

5.次复缓形长跪，左右手更伸向前，更屈，从后叉腰。

6.次复长跪，高举两手。

十一、彭祖导引法（宋）

【提要】

彭祖导引法，亦称彭祖谷仙卧引法。彭祖，传说故事中的人物，姓篯，名铿，生于夏代，至殷末时已767岁。殷王以为大夫，托病不问政事。一说彭祖为商代人，因祖先曾被封于彭城（今江苏省徐州市），故又称大彭。彭祖是我国古代传说中的著名养生家。《庄子·刻意》曾云："吹呴呼吸，吐故纳新，熊经鸟申，为寿而已矣。此道（导）引之士，养形之人，彭祖寿考者之所好也。"庄子认为，彭祖乃是导引养生的鼻祖。又《华佗别传》云："佗尝谓吴普，人体欲得劳动，但不当自使竭尔。体常动摇，谷气得消，血脉流通，疾则不生。卿见户枢，虽用易朽之木，朝暮开闭动摇，遂最晚朽，是以古之仙者，赤松、彭祖之为导引，盖取于此也。"华佗也认为，彭祖是最早的养生家之一。

彭祖导引法为后人伪托创编，是一套有10个动作的卧功，功法简单，尤宜老年体弱者为之，为"除百病、延年益寿要术"

（《云笈七签》卷 34）。此法要求"欲导引，常夜半至鸡鸣平旦为之"。

此篇源自张君房《云笈七签》，原文采自《中国导引强身术》。

【功法】

1. 宽衣仰卧，腰部舒展，然后闭上眼睛，做深呼吸，练习五次。能消除肾气，去除消渴，有利于阴阳调和。

2. 坐地上，两腿向前伸直，脚尖朝上，然后上体前屈，用两手攀住两脚趾，做深呼吸，练习五次。能消除腹中气，去除疝气腹胀。

3. 仰卧，两腿向上举起，脚掌朝上，然后做深呼吸五次。能去除腹脊痹证，治疗半身不遂，改善听觉功能。

4. 坐地上，两腿屈膝，两脚掌相对，两膝外侧着地，然后做深呼吸五次。能提高心肺功能，治疗咳嗽。

5. 仰卧，两腿伸直外旋，使两脚外侧着地，两脚跟相对，然后做深呼吸五次。能去除经络邪气，提高肠胃功能。

6. 坐地上，右腿伸直，左腿屈膝，左小腿置于右膝下，然后做深呼吸五次。能清除肺气，去除风寒，改善视觉功能。

7. 仰卧，两脚大踇趾张开，然后做深呼吸五次。能使人不抽筋。

8. 仰卧，两腿并拢屈膝，两手抱膝触胸，然后做深呼吸五次。能治愈腰痛。

9. 仰卧，两腿伸直，相距一尺，两脚跟着地，脚尖朝上，然后两脚向内侧倒，使脚尖相对，脚内侧着地。反复做十次。能治疗诸种虚劳。

10. 散发朝东坐，两手握成拳，闭气一次。然后两臂交替向上推举。再以两手掩两耳，以拇指掐压耳垂根后方的翳风穴，五次。能改善视觉功能，使人头发不白，治疗头风。

【原文】

1. 解衣被卧，伸腰，瞑少时，五息止。引肾气，去消渴，利阴阳。

2. 挽两足指，五息止。引腹中气，去疝瘕，利九窍。.

3. 仰两足指，五息止。引腹脊痹，偏枯，令人耳聪。

4. 两足内相向，五息止。引心肺，去咳逆上气。

5. 踵内相向，五息止。除五络之气，利肠胃，去邪气。

6. 掩左胫，屈右膝，内压之，五息止。引肺气，去风虚，令人目明。

7. 张脚两足指，五息止。令人不转筋。

8. 仰卧，两手牵膝置心上，五息止。愈腰痛。

9. 内转两足，十通止。治诸劳。

10. 解发东向坐，握固，不息一通。举手左右导引，以手掩两耳，以指掐两脉边，五通。令人目明，发黑不白，治头风。

十二、王子乔入神导引法（治万病坐功诀）

【提要】

王子乔入神导引法，又称"治万病坐功诀"。王子乔，神话传说中的人物，名晋，字子晋，相传为周灵王太子，喜欢吹笙作凤鸣声，跟浮丘公在嵩山修炼 30 多年后，于缑氏山顶上向世人挥手告别，升天而去，故有"王子登仙"的说法。这套导引术势是后人伪托其名而创编的。习练此法要身体仰卧，衣被解开，头发披散，"枕高当四寸，足相去各五寸半"（《云笈七签》卷 34）。

同时要以鼻吸气，以嘴吐气，气的呼吸要轻微细长，既不使耳朵听到，也不让鼻子知觉，在这周而复始的呼吸活动中，逐渐消除杂念，集中思绪，然后开始习练。

此法共33式，其中坐功18式，卧功15式，均针对一定病症而设，适宜中老年导引爱好者及相关疾病患者选择习练。

此篇源自张君房的《云笈七签》，原文采自《中国导引强身术》。

【功法】

1.平坐，腰部挺直，两腿、两臂舒展，两手撑地，然后以鼻吸口呼法，做缓慢的呼吸运动。能去除胸中、肺中疼痛。注意吸气下咽时要眼睛轻闭，有温热之感。

2.端坐，腰部挺直，然后以鼻吸气后闭气，做头的前屈后仰各三十次。能消除头晕目眩。注意头前屈后仰时，要闭目进行。

3.左侧卧，然后以鼻吸口呼法做呼吸运动。能去除积聚和心下不快。

4.端坐，腰部挺直，先以鼻慢慢吸气，然后以右手捏住鼻子，再以口呼气。能治疗眼中流泪，消除鼻中息肉，治愈耳聋、伤寒、头痛等症。注意练习时有微汗出即止。

5.仰卧，以鼻吸口呼法做呼吸运动，能消除体内不适。又吃饱后，咽气数十次，令体内有温热之感。若有因受风寒而引起干呕、腹痛者，可以鼻吸鼻呼法做呼吸运动七十次，要求每次吸气后都咽气至腹部，使腹部有气满之感，能祛除邪气，补益正气。

6.右侧卧，先以鼻吸气，然后以小口吐气，数十次。又以两手掌相摩擦，待掌心发热后，按摩腹部，使气从肛门处出，同时做呼吸运动七次。能消除两胁和皮肤的疼痛。

7. 端坐，腰部挺直，两臂上举，手指伸直，掌心向上，然后以鼻吸鼻呼法做深呼吸七次。这叫"蜀王台"，能去除胁下积聚。

8. 俯卧，拿掉枕头，两脚脚趾着地，脚跟朝上，然后以鼻吸鼻呼法做呼吸运动约十六次。注意每次吸气时要非常细微，使鼻子不感觉到吸气。能消除体热、背痛。

9. 端坐，腰部挺直，然后左臂沿身体左侧向上推举，手指伸直，掌心向上，同时右臂沿身体右侧向下按压，手指伸直，掌心向下。能消除臂痛、背痛、结气等。

10. 端坐，两手手指相叉，抱住两膝，然后做腹式呼吸十四次或二十一次。坚持锻炼十年，能永葆青春。

11. 端坐，腰部挺直，然后上体向左右两侧屈体，同时闭上眼睛，以鼻吸鼻呼法做深呼吸七次。能消除头风。

12. 假如出现腹中胀满、饮食过饱的情况，可端坐，将腰部挺直，然后以鼻吸鼻呼法做呼吸运动数十次，等有大、小便出，则见效。若没有大、小便出，则要继续练习。假如有人感受风寒而腹中感到不安时，也可练习这个动作。

13. 端坐，左臂向身体左侧慢慢用力推直，同时右臂胸前平屈，慢慢用力向身体右侧拉，如引弓射箭。两臂交替动作，反复做。能治疗四肢烦闷、背脊疼痛。如果能坚持练习，或每日练习这个动作，效果更好。

14. 端坐，腰部挺直，右臂沿身体右侧慢慢用力向上推举，手指伸直，掌心向上，同时左手按在左胁处，然后以鼻吸鼻呼法做深呼吸七次。能治愈胃寒、消化不良等症。

15. 端坐，腰部挺直，左臂沿身体左侧慢慢用力向上推举，手指伸直，掌心向上，同时右手按在右胁处，然后以鼻吸鼻呼法做深呼吸七次，能祛除瘀血、结气等。

16.站立，两手向前撑地，然后挺胸仰头，以鼻吸鼻呼法做呼吸运动数十次。能消除身体热伤、肌肉僵死等。

17.仰卧，两腿两臂伸直，两脚跟着地，脚尖朝上，然后以鼻吸鼻呼法做深呼吸七次，同时两脚向左右两侧摆动三十次。能消除身寒、腿寒及周身痹厥。

18.仰卧，两腿屈膝，两膝相对，两小腿外展，然后以两手翻两脚掌向上，同时腰部伸直，以鼻吸鼻呼法做深呼吸七次。能治疗两小腿不随，去除痹疼热痛。

19.凡有身体昏沉不通畅之感，可将两臂上举或抱头，做绕环运动。这两个动作叫"开胁"。

20.踞坐，右腿伸直，左腿屈膝，然后以两手紧抱左膝，同时腰部挺直，以鼻吸鼻呼法做深呼吸七次。能治疗关节转动不便、小腿痛瘀、痹病等。

21.踞坐，左腿向外侧伸直，右腿屈膝，然后以两手紧抱右膝，同时腰部挺直，以鼻吸鼻呼法做深呼吸七次。能治疗关节转动不便，小腿疼痛。也有书记载此法能治疗眼病和耳聋。

22.仰卧，两腿伸直，两手搓摩膀胱所在处，使其红润如油囊裹丹。能治疗阴部潮湿、小便困难、小腹沉重，以及腹中有热等。注意呼吸要以鼻吸口呼法，做数十次，中间不需小口咽气。如果腹中无热者，呼吸只要做七次就可以，咽气也大约只要做十次。

23.踞坐，两手紧抱两膝，然后以鼻吸鼻呼法做深呼吸七次。能消除腰痹背痛。

24.俯卧，两脚尖着地，脚跟朝上，两眼从一边看两脚跟，腰部伸直，然后以鼻吸鼻呼法做深呼吸七次。能去除脚中颤痛、酸疼、抽筋。

25. 仰卧，两臂伸展，两脚脚趾相对，脚内侧着地，两脚跟向外，然后以鼻吸鼻呼法做深呼吸七次。能去除两膝风寒、腿骨疼痛。

26. 仰卧，两腿两臂伸展，两脚脚跟相对，脚外侧着地，两脚趾向外，然后以鼻吸鼻呼法做深呼吸七次。能消除肌肉僵死、感觉迟钝，以及腿脚风寒。

27. 仰卧，两腿两臂伸直，然后两小腿分别向左右两侧折叠，以左脚跟触左臂，右脚跟触右臂，同时以鼻吸鼻呼法做深呼吸七次。能帮助消化，止呕。

28. 踞坐，腰部挺直，两膝外展，两臂从两腿之间伸入，然后以两手握住两脚跟，用力向上拉两脚，同时以鼻吸鼻呼法做深呼吸七次。能消除痹证，防止呕逆。

29. 仰卧，两腿两臂伸直，两脚掌向上，然后以鼻吸鼻呼法做深呼吸七次。能治疗腹中弦痛、急切痛。

30. 仰卧，两脚脚跟着地，脚尖朝上，然后将左脚跟置于右脚蹈趾上，同时以鼻吸鼻呼法做深呼吸七次。能治疗厥证。此动作还可以将两脚跟交叉着地，而不是放在蹈趾上。

31. 仰卧，两脚脚跟着地，脚尖朝上，然后将右脚跟置于左脚蹈趾上，同时以鼻吸鼻呼法做深呼吸七次。能消除周身痹疾。

32. 若身体左侧有病，可端坐，腰部挺直，眼睛向左看，然后以鼻吸口呼法，做缓慢的呼吸运动数十次。再闭上眼睛向上看。

33. 若胸部以下有病，有似积聚的感觉，可端坐，腰部挺直，然后头仰向日，以鼻吸鼻呼法做缓慢的呼吸运动约三十次。要求做时眼睛要睁开。

34. 若身体右侧有病，可端坐，腰部挺直，眼睛向右看，然后以鼻吸鼻呼法，做缓慢的呼吸运动数十次。

【原文】

1. 平坐，生腰、脚、两臂，覆手据地，口徐吐气，以鼻纳之。除胸中、肺中痛。咽气令温，闭目也。

2. 端坐，生腰，以鼻内气，闭之，自前后摇头各三十。除头虚、空耗转地。闭目摇之。

3. 左胁侧卧，以口吐气，以鼻内之。除积聚，心下不便。

4. 端坐，生腰，徐以鼻内气，以右手持鼻。除目晦、泪苦出，去鼻中息肉，耳聋亦除，伤寒、头痛洗洗，皆当以汗出为度。

5. 正偃卧，以口徐出气，以鼻内之。除里急。饱食后小咽，咽气数十，令温。若气寒者，使人干呕、腹痛，以鼻纳气七十咽，即大填腹内。除邪气，补正气也。

6. 右胁侧卧，以鼻内气，以口小吐气数十。两手相摩，热以摩腹，令其气下出之。除胁、皮肤痛，七息止。

7. 端坐，生腰，直上展两臂，仰两手掌，以鼻内气，闭之，自极七息，名曰蜀王台。除胁下积聚。

8. 复卧，去枕，立两足，以鼻内气四四所，复以鼻出之，极令微气入鼻中，勿令鼻知。除身中热、背痛。

9. 端坐，生腰，举左手，仰其掌，却右手。除两臂、背痛、结气。

10. 端坐，两手相叉抱膝，闭气，鼓腹二七或三七，气满即吐，候气皆通畅。行之十年，老有少容。

11. 端坐，生腰，左右倾侧，闭目，以鼻内气。除头风，自极七息止。

12. 若腹中满，食饮饱，坐，生腰，以鼻内气数十，以便为效，不便，复为之。有寒气，腹中不安，亦行之。

13. 端坐，使两手如张弓满射。可治四支烦闷、背急。每日或时为之，佳。

14. 端坐，生腰，举右手，仰掌，以左手承左胁，以鼻内气，自极七息。除胃寒食不变，则愈。

15. 端坐，生腰，举左手，仰掌，以右手承右胁，以鼻内气，自极七息。除淤血、结气等。

16. 两手却据，仰头，自以鼻内气，因而咽之数十。除热、身中伤、死肌肉等。

17. 正偃卧，端展足臂，以鼻内气，自极七息，摇足三十而止。除胸足中寒、周身痹厥、逆嗽。

18. 偃卧，屈膝，令两膝头内向相对，手翻两足，生腰，以鼻内气，自极七息。除痹疼热痛，两胫不随。

19. 觉身体昏沉不通畅，即导引两手，抱头宛转上下，名为开胁。

20. 踞，伸右脚，两手抱左膝头，生腰，以鼻内气，自极七息。除难屈伸拜起、胫下痛瘀、痹病。

21. 踞，伸左足，两手抱右膝，生腰，以鼻内气，自极七息。展左足著外。除难屈伸拜起，胫中疼。一本云：除风目晦耳聋。

22. 正偃卧，直两足，两手捻胞所在，令赤加油囊裹丹。除阴下湿、小便难颇、小腹重、不便、腹中热。但口出气，鼻内之，数十，不须小咽气。即腹中不热者，七息已，温气咽之十所。

23. 踞，两手抱膝两头，以鼻内气，自极七息。除腰痹背痛。

24. 复卧，傍视两踵，生腰，以鼻内气，自极七息。除脚中弦痛、转筋、脚酸疼。

25. 偃卧，展两手，外踵指相向，亦鼻内气，自极七息。除两膝寒、胫骨疼。

26. 偃卧，展两胫两手，两踵相向，亦鼻内气，自极七息。除死肌、不仁、足胫寒。

27. 偃卧，两手两胫左膀两足踵，以鼻内气，自极七息。除胃中食若呕。

28. 踞，生腰，以两手引两踵，以鼻内气，自极七息。布两膝头。除痹、呕逆。

29. 偃卧，展两手两脚，仰足指，以鼻内气，自极七息。除腹中弦、急切痛。

30. 偃卧，左足踵拘右足拇趾，以鼻内气，自极七息。除厥疾。人脚错踵，不拘拇趾，依文用之。

31. 偃卧，以右足踵拘左足拇趾，以鼻内气，自极七息。除周身痹。

32. 病在左，端坐，生腰，左视目，以鼻徐纳气，极而吐之，数十一止所，闭目，目上入。

33. 病在心下，若积聚。端坐，生腰，向日仰头，徐以鼻内气，因而咽之，三十所而止，开目作。

34. 病在右，端坐，生腰，右视目，以鼻徐内气而咽擦之。数十止。

十三、宁先生导引养生法（宋）

【提要】

宁先生，生平不详。此套导引术式，不仅明确指出了导引所具有的健身作用，即"导引者，令人肢体骨节中，诸邪气皆去，正气存处"（《云笈七签》卷34，下引同），"昼夜行之，骨节坚强，以愈百病"。同时亦阐明可治病除疾，如"若卒得中风、病固、痿退不随、耳聋不闻、头眩癫疾、咳逆上气、腰脊苦痛，皆可按图视象，于其疾所在，行气导引，以意排除去之"。此导引法适宜中老年导引爱好者及相关患者选择习练。

此篇源自张君房《云笈七签》。

（一）通法

【功法】

1. 解散头发，面朝东坐，两手握拳，闭气一次。两臂交替向上推举，以两手掌心分按两耳，要求掌心每按一下，迅即提起，反复做。能使人头发不白。

2. 面朝东坐，闭气两次。然后口吐唾液在两手中指上，相互摩擦十四次，再以两手中指揩摩眼睛。能改善视力。

3. 面朝东坐，闭气三次，用手指搓捏两鼻孔。能治疗鼻息肉。

4. 面朝东坐，闭气四次，然后叩齿若干次。上身向前趴下成斜坐，然后闭气六次。能治愈耳聋目眩。恢复成面朝东坐，然后闭气七次。能治愈胸痛、咳嗽。

5. 以两手紧抱两膝，后脚跟踮起，以前脚掌着地，支撑身体，同时闭气八次。能治疗胸部以上及头耳目咽鼻等疾。

6.先仰卧，去掉枕头，两手握成拳，然后闭气。再站立，后脚跟跷起，以前脚掌着地，支撑身体，然后闭气九次。又面朝东，以鼻吸鼻呼法做呼吸运动。要求气在体内上下运行无阻。能治疗体弱、干瘦。需要注意的是，这套术式不要在阴雾天中练习。

【原文】

1.散发东向，握固，不息一通。举手左右导引，手掩两耳。令发黑不白。

2.东向坐，不息再通。以两手中指，口唾之，二七相摩，拭目，令人目明。

3.东向坐，不息三通。手捻鼻两孔，治鼻宿息肉，愈。

4.东向坐，不息四通。琢齿无数。伏前侧坐，不息六通，愈耳聋目眩。还坐，不息七通，愈胸中痛咳。

5.抱两膝，自企于地，不息八通，愈胸以上至头耳目咽鼻疾。

6.去枕，握固，不息，企于地，不息九通。东首，令人气上下通彻，鼻内气，愈羸弱。不能从阴阳法。大阴雾，勿行之。

（二）虾蟆行气法

【功法】

1.正坐，两臂侧举做前后绕环运动，同时闭气十二次，能治疗虚劳和水肿。

2.左右侧卧，同时闭气十二次。能治疗痰饮和消化不良。注意：若痰饮发生在身体右侧，就向右侧卧；如果痰饮发生在身体左侧，则应向左侧卧。凡有不消化者，则可用呼吸来排除。

3.每当太阳初出，或日中、日入时，可面向太阳站立，闭气九次。然后仰头吸日光，向体内咽九次。能使人精神倍长。注意：

在吸日光时，若感到有火淫入体，当立即垂两臂，同时闭气，能使人不伤。

4. 面朝南蹲下，然后两臂从两膝间伸入，两手握两脚趾向上攀。能锻炼腰臀，治疗遗溺和淋病。

5. 两脚伸直岔开而坐，两小腿交叉，两臂从两膝间伸入，以两手握住两脚。又两手手指相叉，兜住两小腿交叉处，用力向上拉。能使人睡眠中精气不泄。

6. 两臂屈肘，两手手指相叉，掌心向下，以手背反托下巴，然后左臂用力向左拉，同时右臂用力向右拉，使两臂互相争力。能治疗气暴、咳嗽。

7. 端坐，右臂上举，左臂侧举，同时将右脚跟放在左脚尖上。能治疗臀痛、胃病。

8. 两臂上举，屈肘，然后以左手握住右小臂，以右手握住左小臂，置于后颈，并用力向下压，同时头颈用力向上抬，使互相争力。能治疗肋下疼痛。

9. 两臂前举，左臂高于右臂，然后左手屈腕，手指散开，用右手抓住左手大拇指用力向下拉，同时左臂用力向上举，使互相争力。右臂高于左臂，右手屈腕，手指散开，左手抓住右手大拇指用力向下拉，同时右臂用力向上举，使互相争力。能治疗骨节酸疼。

10. 坐地上，两腿向前伸直，脚跟着地，脚尖朝上，然后上体前屈，以两手攀住两脚趾。能治疗腰脊疼痛、腰部弯屈困难、头不能向后扭转等。若有长期的瘀血现象，做这个练习，效果更佳。

11. 右臂上举、屈肘，绕过头顶，然后用右手尽量去抓握左手。能治疗头颈不能向后扭转。

12. 坐地上，右臂胸前屈肘，右手抓住左肩，然后上身向左右两侧屈体。能治疗腰膝有疾和小便不通。

【原文】

1. 正坐，自动摇臂，不息十二通。愈劳及水气。

2. 左右侧卧，不息十二通。治痰饮、不消。右有饮病，右侧卧；左有饮病，左侧卧。有不消者，以气排之。

3. 日初出、日中、日入时，向日正立，不息九通。仰头吸日精光，九咽之，盖精百倍。若入火，垂两臂，不息，即不伤。

4. 又法，面南方蹲踞，以两手从膝中入，掌足五指，令内曲，利腰尻完，治淋，遗溺愈。

5. 箕踞，交两脚，手内并脚中，又叉两手，极引之。愈寐中精气不泄矣。

6. 两手交叉颐下，自极，致肺气，治暴气咳。

7. 举右手，展左手，坐，以右脚上掩左脚，愈尻完痛。

8. 举手交颈上相握，自极，治胁下痛。

9. 舒左手，以右手在下握左手拇指，自极。舒右手，以左手在下握右手拇指，自极。皆治骨节酸疼。

10. 掩两脚，两手指著足五指上，愈腰折不能低。若血久淤，为之愈佳。竖足五指，愈腰脊痛、不能反顾、颈痛。

11. 以右手从头上来下，又挽下手，愈颈不能反顾视。

12. 坐地，掩左手，以右手指搭肩，挽之倾侧，愈腰膝及小便不通。

（三）龟鳖等气法

【功法】

1. 学习龟鳖的呼吸动作，用衣服遮住口鼻，闭气九次。然后仰卧，以鼻吸鼻呼法做细微的呼吸运动。能治疗鼻塞不通。

2. 平坐，两手放在两膝上，掌心向上，手背触膝，然后抬头，模仿龟的吸气动作，将元气引来，送至下丹田（脐下部位）。能治疗腰脊麻木。

3. 两臂屈肘，两手拇指相对，快速擦摩两鼻孔，同时闭气，用意念将体内的气引至泥丸（上丹田，在两眉间）处。能缓解疲倦。

4. 左手快速抓放头发，右手在颈项四周按摩。古人认为头部是血、脉、气的总汇合处，故抓放头发、按摩颈项，具有调和阴阳的作用。

5. 正坐，两臂背后屈肘，以左手抓住右小臂，右手抓住左小臂。这个动作叫"带缚"。能治疗人体虚羸、大便困难等。

6. 坐地上，两手手指相叉，兜住臀部。能治疗阴满。

7. 双手抓住一根绳索，然后两腿上举，使脚高于头顶，身体像辘轳似地倒悬空中。能治疗头眩、风癫。

8. 两臂背后屈肘，双手抓住一根绳索，使身体悬空。能治疗精神不能集中、消化不良。

9. 一臂上举，用手抓住绳子；一臂下伸，用手握住脚底。能治疗长期的痔疮。

10. 坐地上，两腿向前伸直，脚跟着地，脚尖朝上，然后上身前屈，两臂交叉，以左手攀住右脚，右手攀住左脚。能治疗肠胃病、吐逆等。

11. 面朝东坐，先抬头闭气，然后做呼吸运动二十五次。接着以舌头搅口中唾液，待唾液满嘴后，分十四次咽下。能治疗嘴中干苦。

12. 模仿大雁的呼吸动作，低头，两臂后举，闭气十二次。

然后再作意念排除肠胃中的积食，使之从肛门处出。

13. 模仿龙的呼吸动作，低头，眼睛向下看，闭气十二次。能治疗气疝、恶疮。

14. 在日光下仰卧，用两手依次按摩腹部和腿，再两手握住两脚，向上拉十二次，再闭气十二次。能治疗腿脚湿痹、腰脊疼痛。

15. 两臂屈肘，两手手指相叉，抱住颈后，然后以鼻吸口呼法做呼吸运动。能解毒。

【原文】

1. 龟鳖行气，以衣复口鼻，不息九通。正卧，微微鼻出内气，愈塞不通。

2. 反两手据膝上，仰头象鳖取气，致元气至丹田，治腰脊不知痛。

3. 手大拇指急捻鼻孔，不息，即气上行，至泥丸，脑中令阴阳从，数至不倦。

4. 以左于急捉发，右手还项中，所谓血脉气各流其根。闭巨阳之气，使阴不溢，信明，皆利阴阳之道也。

5. 正坐，以两手交背后，名曰带缚。愈不能大便，利腹，愈虚羸。

6. 坐地，以两手交叉，又其下，愈阴满。

7. 以两手捉绳，辘轳倒悬，令脚反在其上，愈头眩风癫。

8. 以两手牵，反著背上，挽绳自悬中，愈不专精、食不得下。

9. 以一手上牵绳，下手自持脚，愈尻久痔。

10. 坐地，直舒两脚，以两手叉挽两足，自极，愈肠不能受食、吐逆。

11. 东向坐，仰头，不息，五息五通，以舌撩口中沫满，二七咽，愈口干苦。

12. 雁行气，低头，倚臂，不息十二通，以意排留饮宿食，从下部出，息愈。

13. 龙行气，低头，下视，不息十二通。愈气疠恶疮，热不能入咽。

14. 可候病者，以向阳明仰卧，以手摩腹至足，以手持引足，低臂十二，不息十二通。愈脚足湿痹，不任行，腰脊痛。

15. 以两手著项相叉，治毒不愈。腹中大气即吐之。

（四）嗡月精法

【功法】

1. 每当月亮初出，或月中、月入时，可面朝月亮站立，然后闭气八次，再仰头吸月光咽下，能使人阴气长。妇女练习，能使阴精旺盛，增强生育能力。

2. 每当人在水中，可两臂上举，然后闭气，没入水中。

3. 面朝北方，平坐，两腿伸直，两脚外张，然后上身前屈，以两手握两脚趾。能治疗臀部肌肉萎缩、抽筋等。

4. 平坐，两腿伸直，两脚外张。两臂从两膝间伸入，两手撑地，然后两腿盘曲，放在手背上，同时臀部慢慢向上举起，以两臂支撑身体，还可配合呼吸运动。能治疗淋沥和乳痛。

5. 坐地上，两腿屈膝抬起，两小腿交叉，置于颈后，然后以两手撑地，同时将臀部慢慢向上举起，以两臂支撑身体，做到不能再支撑为止。能治疗腹中愁满，去除三虫，利五脏。

6. 两腿屈膝下蹲，以两手握两脚上举，两腿左右尽量分开。

能治疗气冲、肿痛和寒疾。

7. 两腿屈膝下蹲，以两手握两脚上举，同时低头，使脚趾触头，做到不能再坚持为止。能治疗耳聋，改善视力，长期坚持练习，还能使人的白发变黑。

【原文】

1. 噏月精，凡月初出时、月中时、月入时，向月正立，不息八通。仰头噏月精入咽之，令阴气长。妇人噏之，阴精益盛，子道通。

2. 凡入水，举两手臂，不息，没。

3. 面向北方，箕踞，以手挽足五指，愈伏兔痿、尻筋急。

4. 箕踞，以两手从曲脚入据地，曲脚加其手，举尻。其可用行气，愈淋沥乳痛。

5. 举脚，交叉项，以两手据地，举尻，持任息极，交脚项上。愈腹中愁满，去三虫、利五脏。

6. 蹲踞，以两手举，足蹲极横，治气冲、肿痛、寒疾。

7. 致肾气法：蹲踞，以两手举足五指，低头自极，则五脏气总至，治耳不闻、目不明。久为之，则令人发白复黑。

十四、玄鉴导引法（宋）

【提要】

玄鉴导引法是由十三节动作组成的一套导引术式。此术式的编者认为，"导引之道，务于详和，俯仰安徐，屈伸有节"（《云笈七签》卷36，下引同），并指出导引乃是一种有序有节的肢体活动，"导引摇动，而人之精神益盛也"，强调"导引于外，而病愈于内，亦如针艾攻其荥俞之源，而众患自除于流末也"。即明确表明导引具有两个作用，其一可以防病，"或以逆，却未生之众病"；其二可以治病，"或以攻，治已结之笃疾"。此导引法适宜中老年导引爱好者及相关患者选择习练。

此篇源自张君房《云笈七签》。

【功法】

1. 治疗短气。跏趺坐，两臂屈肘，两手手指相叉，抱住脑后玉枕穴，以掌触头。然后上身前屈，以额触地，同时做呼吸运动五次。

2. 治疗大肠中恶气。两臂前举，左手手指伸直，掌心向下，右手手指伸直，掌心向前，然后以左手掌压住右手指尖，同时做呼吸运动五次。右手手指伸直，掌心向下，左手手指伸直，掌心向前，然后以右手掌按住左手指尖，同时做呼吸运动五次。

3. 治疗肠中水癖。左臂上举，手指伸直，掌心向前；右臂下垂，右手指尖触地。同时左腿尽量向前伸，右腿尽量向外展。做呼吸运动五次。

4. 治疗小肠中恶气。左手叉腰，右臂上举，右手手指伸直，掌心向前，然后做深呼吸五次。右手叉腰，左臂上举，左手手指伸直，掌心向前，然后做深呼吸五次．

5. 治疗腰脊间闷。跏趺坐，两手相重叠，以掌心按压在左膝上，头向右侧前低头，做呼吸运动五次。然后上身以向左、后、右、前的顺序（逆时针方向），做绕环运动五次。两手相重叠，掌心按压在右膝上，头向左前侧低头，做呼吸运动五次。上身以向右、后、左、前的顺序（顺时针方向），做绕环运动五次。这个动作的名称叫"腰柱"。

6. 治疗肩中恶气。两臂胸前屈肘，两手手指相叉，掌心向内，击拍左胁。然后右肘抬起，向后振摆，同时带动上身向右后扭转五次。拔出右手，使右臂斜上举，然后右臂向右后振臂五次。

7. 治疗头中恶气。两臂屈肘，两手手指相叉，以掌心抱住头后玉枕处，然后头尽量向左右两侧摆动，同时做深呼吸五次。

8. 治疗腰脊病。两手叉腰，上身不动，两肩尽量前后摆动，同时做深呼吸五次。

9. 治疗胸中疾病。两手叉腰，上身尽量向左右两侧屈体，做五次。

10. 治疗肩中劳疾。两臂胸前屈肘，两手手指相叉，两臂同时向左右两侧用力拉，使互相争力。上身前屈，以头触膝，同时做深呼吸五次。

11. 治疗皮肤烦闷。两臂上举，向后振臂，同时做深呼吸五次。

12. 治疗肩胛恶注。左臂向左侧慢慢用力推直，同时右臂胸前平屈，慢慢用力向右侧拉，如引弓射箭动作。两臂交替动作，各做五次，同时做呼吸的运动各五次。

13. 治疗膊中注气冷痹。站立，以一腿支撑身体，一腿做前后踢腿运动。两腿交替动作，各做十四次。

【原文】

1. 治短炁。结跏趺坐，两手相叉，置玉枕上，以掌向头，以额著地，五息止。

2. 治大肠中恶炁。左手按右手指，五息。右手按左手指，亦如之。

3. 治肠中水癖。以左手指向天，五息。以右手指拄地，左足伸，右足展，极伸，五息止。

4. 治小肠中恶炁。先以左手叉腰，右手指指天，极五息止。右手亦如之。

5. 治腰脊间闷。结跏趺坐，以掌相按置左膝上，低头至颊右，五息。外左回左膝上，还右膝而转，至五匝止。右亦如之。谓之腰柱。

6. 治肩中恶炁。以两手相叉，拊左胁，举右手肘，从乳至头。向右转振手撎之，从右抽上右振，五过止。

7. 治头恶炁。反复置玉枕上，左右摇之，极五息止。

8. 治腰脊病。两手叉腰，左右摇肩至，极五息止。

9. 治胸中。以两手叉腰，左右曲身，极五息止。

10. 治肩中劳疾。两手相叉，左右擗之，低头至膝，极五息止。

11. 治皮肤烦。以左右手上振两肩，极五息止。

12. 治肩胛恶注。左右如挽弓，各五息止。

13. 治膊中注炁冷痹。起立，一足踏高，一足稍下，向前后掣之。更为之，各二七。

十五、陈希夷导引坐功图（宋）

【提要】

陈希夷导引坐功图，亦称陈希夷按节行功图、陈希夷二十四气坐功导引治病图。此功法为五代宋初道士、养生家陈抟所创。陈抟，字图南，自号扶摇子，隐居华山，研习养生术，著有养生专著《指玄篇》。太平兴国年间，宋太宗赐号希夷先生。

本功法的特点是把中医五运六气学说和经络理论、导引术进行了较好地结合。五运是金、木、水、火、土五类自然物质的运行，六气是风、寒、暑、湿、燥、火六种气候的消长变化，中医五运六气学说即是将二者联系起来探讨疾病发生的病因、病机的一种学说，用以说明人体的脏腑情志变化是受五行和六气的消长变化所制约。由此，根据一年气候的阴阳消长变化程度，划分为厥阴、少阴、太阴及少阳、阳明、太阳六气主时，具体为厥阴初气，起于大寒，终于春分前后；少阴二气，自春分至小满前夕；少阳三气，自小满至大暑；太阴四气，自大暑至秋分；阳明五气，自秋分至小雪前夕；太阳终气，自小雪至大寒。主时的六气，周而复始，循环无端。《灵枢·经脉》云："经络者，所以决生死，处百病，调虚实，不可不通。"《灵枢·经别》亦强调："夫十二经脉者，人之所以生，病之所以成，人之所以治，病之所起，学之所始，工之所止也。"由此表明人体的经络相互通达，调节气血运行，是机体脏腑气血功能正常的重要保证。

陈希夷导引坐功图以一年中的十二个月为顺序，按二十四个节气分成二十四式，每两节气与一经脉相配。通过按膝、捶背、伸展四肢、转身、扭颈等肢体活动，并配合叩齿、咽液和吐纳调气，可疏通相应经脉，以防治相关的疾病。

陈希夷导引坐功图通过对前人导引术式的精选、提炼、增删和重构，以五运六气学说、经络原理及天人一体观作为理论依据，从整体出发，以脏腑经络为纲目，以导引术作手段，以防治十二经脉所主病候为目的，标志着导引的发展已由经验领域进入理论领域，对养生和健身都有重大实践意义和理论意义。

此功法适合中老年导引爱好者及相关患者选择习练。

　　此篇图文源自高濂的养生专著《遵生八笺》，采自《导引养生史论稿》。

　　（一）正月立春节

　　【功法】（图 15-1）

　　自农历正月立春起十五天内，每天于半夜十一点至凌晨三点间，盘腿正坐，含胸拔背，全身放松，息心静虑，意守丹田，自然呼吸。然后两手相重叠，以掌心按压大腿，同时上身和头颈分别尽力向左后方及右后方扭转，两肩分别向左上及右上耸起，各做十五次。而后正坐不动，头正不偏，两手轻按两腿，两唇轻合，双目微闭，叩齿三十六次，待口中津生，鼓漱三次后用力咽下，

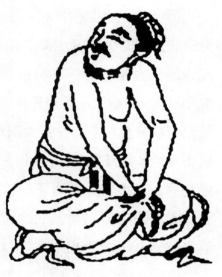

图 15-1　正月，立春

同时用意念将此津液送至腹部丹田。然后意守丹田，鼻慢慢吸气，口徐徐吐气，静坐吐纳三次。此时段行此功法，可治疗风气积滞所致的项痛、肩痛、上肢痛、耳后痛以及背痛、肘痛等症状。

　　【原文】

　　运主厥阴初气，时配手少阳三焦相火。

　　每日子丑时，叠手按髀，转身拗颈，左右耸引，各三五度。叩齿，吐纳、漱咽三次。

　　治：风气积滞、项痛、耳后、肩臑痛、背痛、肘臂痛，诸痛悉治。

（二）正月雨水节

【功法】（图15-2）

自农历正月雨水起十五天内，每天于半夜十一点至凌晨三点期间，盘腿正坐，含胸拔背，全身放松，息心静虑，意守丹田，自然呼吸。然后两手相重叠，用掌心按压在大腿上，同时上身和头颈以相反的方向分别向左后、右后扭转（即上身向左后扭转，头颈则向右后扭转）、偏倾，各做十五次。而后正坐不动，头正不偏，两手轻按两腿，两唇轻

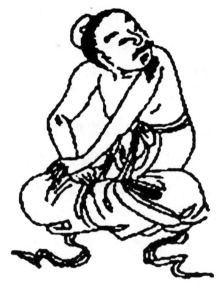

图15-2　正月，雨水

合，双目微闭，叩齿三十六次，待口中津生，鼓漱三次后用力咽下，同时用意念将此津液送至腹部丹田。然后意守丹田，鼻慢慢吸气，口徐徐吐气，静坐吐纳三次。此时段行此功法，可治疗三焦经络邪毒留滞之症，咽喉干肿、打嗝、耳聋、颊痛、目锐眦痛等症。

【原文】

运主厥阴初气，时配手少阳三焦相火。

每日子丑时，叠手按髀，拗颈转身，左右偏引，各三五度。叩齿，吐纳，漱咽。

治：三焦经络留滞邪毒，嗌干及肿，哕，喉痹，耳聋，汗出，目锐眦痛，颊痛，诸疾悉治。

（三）二月惊蛰节

【功法】（图 15-3）

自农历二月惊蛰起十五天内，每天于凌晨一点至五点间，盘腿正坐，含胸拔背，全身放松，息心静虑，意守丹田，自然呼吸。双手轻按两侧大腿上，手心朝下。然后两手握拳，头及脖颈慢慢分别向左右两侧扭转，同时两臂屈肘，做大幅度的前后摆臂动作三十次。而后正坐不动，头正不偏，两手轻按两腿，两唇轻合，双目微闭，

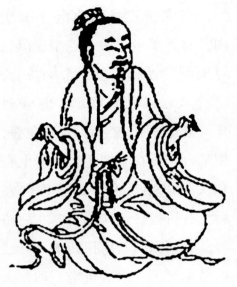

图 15-3　二月，惊蛰

叩齿三十六次，待口中津生，鼓漱九次后用力咽下，同时用意念将此津液送至腹部丹田。然后意守丹田，鼻慢慢吸气，口徐徐吐气，静坐吐纳九次。此时段行此功法，可治疗肺胃蕴积邪毒之症，目黄、口干、衄血、喉痹、面部浮肿、暴哑、头风、牙宣、目暗羞明、鼻不闻臭等。

【原文】

运主厥阴初气，时配手阳明大肠燥金。

每日丑寅时，握固转颈，反肘后向，头掣五六度。叩齿六六，吐纳、漱咽三三。

治：腰脊肺胃蕴积邪毒，目黄，口干，衄血，喉痹，面肿，暴哑，头风，牙宣、目暗羞明，鼻不闻臭，遍身疙疮，悉治。

（四）二月春分节

【功法】（图 15-4）

自农历二月春分起十五
天内，每天于凌晨一点至五点
间，盘腿正坐，含胸拔背，全
身放松，息心静虑，意守丹
田，自然呼吸。然后两臂一起
向左前方慢慢用力推出，手指
伸直，掌心向前，同时头向右
侧转。待两臂推直后收回，再
一起向右前方慢慢用力推出，
同时头向左侧转。如此左右交
替，各做四十二次。而后正坐

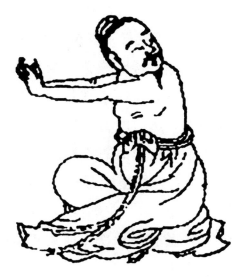

图 15-4　二月，春分

不动，头正不偏，两手轻按两腿，两唇轻合，双目微闭，叩齿
三十六次，待口中津生，鼓漱九次后用力咽下，同时用意念将此
津液送至腹部丹田。然后意守丹田，鼻慢慢吸气，口徐徐吐气，
静坐吐纳九次。此时段行此功法，可治疗胸背经络失调、发热红肿、
畏寒、耳聋耳鸣、齿痛、肩痛、肘痛、颈肿及脊骨痛等症。

【原文】

运主少阴二气，时配手阳明大肠燥金。

每日丑寅时，伸手回头，左右挽引，各六七度。叩齿六六，
吐纳、漱咽三三。

治：胸臆肩背经络虚劳邪毒，齿痛，颈肿，寒栗，热肿，耳
聋，耳鸣，耳后肩臑肘臂外背痛，气满，皮肤殻殻然，坚而不
痛，瘙痒。

（五）清明三月节

【功法】（图 15-5）

自农历三月清明起十五天内，每天于凌晨一点至五点间，盘腿正坐，含胸拔背，全身放松，息心静虑，意守丹田，自然呼吸。然后左臂向左侧慢慢用力推直，同时右上臂在胸前平屈，右臂慢慢用力向右侧拉，如引弓射箭。左右臂交替动作，各做五十六次。而后正坐不动，头正不偏，两手轻按两腿，两唇轻合，双目微闭，叩齿三十六次，待口中津生，鼓漱三次后用力咽下，同时用意念将此津液送至腹部丹田。然后意守丹田，鼻慢慢吸气，口徐徐吐气，静坐吐纳三次。此时段行此功法，可治疗腰肾肠胃虚邪积滞之症，耳聋、肩痛、腰软、颈痛、咽喉痛、肘臂痛等症。

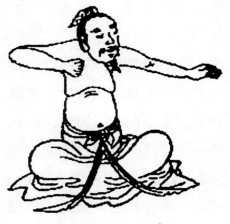

图 15-5　三月，清明

【原文】

运主少阴二气，时配手太阳小肠寒水。

每日丑寅时，正坐定，换手左右，如引硬弓，各七八度。叩齿，纳清吐浊、咽液各三。

治：腰肾肠胃虚邪积滞，耳前热，苦寒，耳聋，嗌痛，颈痛不可回顾，肩拔臑折，腰软及肘臂诸痛。

（六）三月谷雨节

【功法】（图 15-6）

自农历三月谷雨起十五
天内，每天于凌晨一点至五点
间，盘腿正坐，含胸拔背，全
身放松，息心静虑，意守丹
田，自然呼吸。然后一臂慢慢
用力向上推举，手指伸直，掌
心向上，同时另一臂屈肘，掌
心向上，手掌平乳房向对侧
推，至两手在一垂直线为止，
同时头转向对侧。两臂交替动
作，各做三十五次。而后正坐

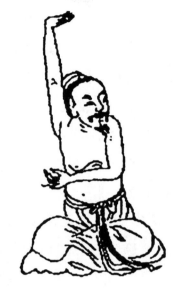

图 15-6　三月，谷雨

不动，头正不偏，两手轻按两腿，两唇轻合，双目微闭，叩齿
三十六次，待口中津生，鼓漱三次后用力咽下，同时用意念将此
津液送至腹部丹田。然后意守丹田，鼻慢慢吸气，口徐徐吐气，
静坐吐纳三次。此时段行此功法，可治疗脾胃结瘕瘀血之症，目
黄、鼻衄、面颊肿、下颔肿、肘臂外后侧肿、臀外侧痛、手足心
热等病症。

【原文】

运主少阴二气，时配手太阳小肠寒水。

每日丑寅时，平坐，换手左右举托，移臂左右掩乳，各五七
度。叩齿，吐纳，漱咽。

治：脾胃结瘕瘀血，目黄，鼻鼽衄，颊肿，颔肿，肘臂外后
臁肿痛，臀外痛，掌中热。

（七）四月立夏节

【功法】（图 15-7）

自农历四月立夏起十五天内，每天于凌晨三点至七点间，着床正坐，两腿向前伸出，自然分开，含胸拔背，全身放松，息心静虑，意守丹田。然后闭上眼睛，深吸气后屏住呼吸，两手手指相叉，以掌心抱住左膝向胸前提拉，使左膝触胸，两手按定，慢慢呼气，呼气后徐徐吸气，然后闭气屏住呼吸，再抱住右膝向胸前提拉，使右膝触胸，两手按定，慢慢呼

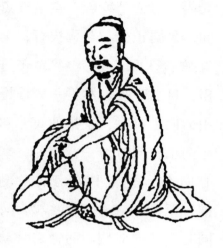

图 15-7　四月，立夏

气，呼气后徐徐吸气。左右腿轮流做三十五次。而后正坐不动，头正不偏，两手轻按两腿，两唇轻合，双目微闭，叩齿三十六次，待口中津生，鼓漱三次后用力咽下，同时用意念将此津液送至腹部丹田。然后意守丹田，鼻慢慢吸气，口徐徐吐气，静坐吐纳三次。此时段行此功法，可治疗风湿留滞经络所致的肿痛、臂肘挛急、腋肿、手足心热、喜笑不休以及其他杂症。

【原文】

运主少阴二气，时配手厥阴心包络风木。

每日寅卯时，闭息瞑目，反换两手，抑掣两膝，各五七度。叩齿，吐纳，咽液。

治：风湿留滞，经络肿痛，臂肘挛急，腋肿，手心热，喜笑不休，杂症。

（八）四月小满节

【功法】（图 15-8）

自农历四月小满起十五天内，每天于凌晨三点至七点间，盘腿正坐，含胸拔背，全身放松，息心静虑，意守丹田，自然呼吸。然后一臂慢慢用力向上推举，手指伸直，掌心向上；另一臂慢慢用力向下按压，手指伸直，掌心向下。两臂交替动作，各做十五次，而后正坐不动，头正不偏，两手轻按两腿，两唇轻合，双目微闭，叩齿三十六次，待口中津生，鼓漱三次后用力咽下，

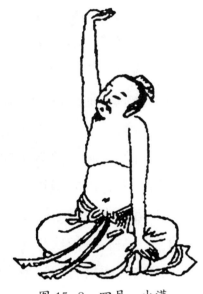

图 15-8　四月，小满

同时用意念将此津液送至腹部丹田。然后意守丹田，鼻慢慢吸气，口徐徐吐气，静坐吐纳三次。此时段行此功法，可治疗肺脏蕴滞邪毒之症，胸胁堵满、心惊心悸、面赤、鼻红、目黄、心烦、手足心热及各种痛症等。

【原文】

运主少阳三气，时配手厥阴心包络风木。

每日寅卯时，正坐，一手举托，一手拄按，左右各三五度。叩齿，吐纳，咽液。

治：肺腑蕴滞邪毒，胸胁支满，心中憺憺大动，面赤，鼻赤，目黄，心烦作痛，掌中热，诸痛。

（九）五月芒种节

【功法】（图 15-9）

自农历五月芒种起十五天内，每天可于凌晨三点至七点间，直身站立，两足平行，自然分开，两膝微屈，松肩垂肘，两手轻靠于两腿外侧，含胸拔背，息心静虑，意守丹田，自然呼吸。然后头和上身尽力后仰，两臂同时慢慢用力向上推举，手指伸直，掌心向上。待上臂推直后，左右手依次尽力向上托举三十五次。而后自然正立，两手轻靠腿侧，静养调息。两唇轻合，双

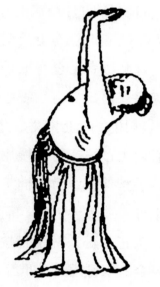

图 15-9　五月，芒种

目微闭，叩齿三十六次，待口中津生，鼓漱三次后用力咽下，同时用意念将此津液送至腹部丹田。然后意守丹田，鼻慢慢吸气，口徐徐吐气，吐纳三次。此时段行此功法，可治疗腰肾蕴积虚劳之症、咽喉干燥欲饮、面红、目黄、善笑、善惊、善忘、咳嗽、呕吐、泄泻、消渴症、身热伴大腿疼痛、心痛、胁痛、头痛、项痛等。

【原文】

运主少阳三气，时配手少阴心君火。

每日寅卯时，正立，仰身，两手上托，左右力举，各五七度。定息，叩齿，吐纳，咽液。

治：腰肾蕴积虚劳，嗌干，心痛，欲饮，目黄，胁痛，消渴，善笑，善惊，善忘，上咳吐下，气泄，身热而股痛，心悲，头项痛，面赤。

（十）五月夏至节

【功法】（图 15-10）

自农历五月夏至起十五天
内，每天可于凌晨三点至七点
间，全身放松，息心静虑，意
守丹田，自然呼吸。跪坐，两
臂向前伸直，两手手指相叉，
掌心向内，然后将左脚置于手
掌内，左腿向前用力蹬，再
将右脚置于手掌内，右腿用力
向前蹬。左右脚交替进行，各
做三十五次。而后两手轻按大

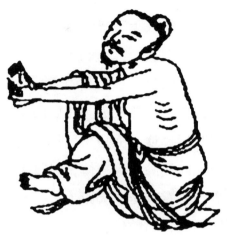

图 15-10　五月，夏至

腿上，恢复身正坐、腿平伸的姿势，两唇轻合，双目微闭，叩齿
三十六次，待口中津生，鼓漱三次后用力咽下，同时用意念将
此津液送至腹部丹田。然后意守丹田，鼻慢慢吸气，口徐徐吐
气，吐纳三次。此时段行此功法，可治疗风湿积滞之症，腕痛、
膝痛、肩背及腮颊疼痛、四肢冰冷、手心热痛、腰脊酸痛、身体
沉重等病症。

【原文】

运主少阳三气，时配手少阴心君火。

每日寅卯时，跪坐，伸手，叉指，屈脚平踏手中，左右各
五七次。叩齿，纳清吐浊，咽液。

治：风湿积滞，腕膝痛，臑臂痛，后廉痛厥，掌中热痛，两
肾内痛，腰背痛，身体重。

（十一）六月小暑节

【功法】（图 15-11）

自农历六月小暑起十五天内，每天于凌晨一点至五点间，着地平坐，两脚向前平伸，自然分开，息心静虑，意守丹田，自然呼吸。然后两手向身后撑地，上身稍后仰，同时一腿屈膝支撑身体，以脚尖着地，臀部坐在脚跟上，另一腿抬起，向前伸直。两腿交替

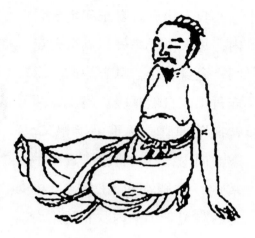

图 15-11　六月，小暑

动作，各做十五次。而后两手轻按大腿上，恢复身正坐、腿平伸的姿势。将两唇轻合，双目微闭，叩齿三十六次，待口中津生，鼓漱三次后用力咽下，同时用意念将此津液送至腹部丹田。然后意守丹田，鼻慢慢吸气，口徐徐吐气，吐纳三次。此时段行此功法，可治疗腿膝腰部风湿症，肺部胀满、咽干燥、喘咳、缺盆中痛、腹痛、手抽筋、半身不遂、健忘、脱肛以及喜怒无常等症。

【原文】

运主少阳三气，时配手太阴肺湿土。

每日丑寅时，两手踞地，屈压一足，直伸一足，用力掣，三五度。叩齿，吐纳，咽液。

治：腿膝腰髀风湿，肺胀满，嗌干，喘咳，缺盆中痛，善嚏，脐右小腹胀引腹痛，手挛急，身体重，半身不遂，偏风，健忘，哮喘，脱肛，腕无力，喜怒不常。

（十二）六月大暑节

【功法】（图 15-12）

自农历六月大暑起十五天内，
每天可于凌晨一点至五点期间，
盘腿正坐，含胸拔背，全身放松，
息心静虑，意守丹田，自然呼吸。
然后十指内收握成拳，按压在双
腿两边的地面上，上身微向下俯，
待两手按定地面，上身尽量上抬，
以两手不离地为原则。在上身上
抬的同时，头尽量向左后、右后

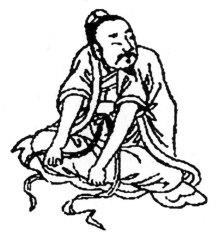

图 15-12　六月，大暑

肩背上方扭转，眼睛也瞧向头扭转的方向，瞪目仰视，向左后、
右后各看十五次。两唇轻合，双目微闭，叩齿三十六次，待口中
津生，鼓漱三次后用力咽下，同时用意念将此津液送至腹部丹
田。然后意守丹田，鼻慢慢吸气，口徐徐吐气，吐纳三次。此时
段行此功法，可治疗发热恶寒、头项强痛、咳逆喘急、心烦、胸
膈满、手足心热、肩背肘臂疼痛、汗出、小便频数、大便泄泻以
及中风皮肤痛麻、悲愁欲哭等症。

【原文】

运主太阴四气，时配手太阴肺湿土。

每日丑寅时，双拳踞地，返首向肩引，作虎视，左右各三五
度，叩齿，吐纳，咽液。

治：头项肩背风毒，咳嗽上气，喘渴，烦心，胸膈满，臑
臂痛，掌中热，脐上或肩背痛，风寒汗出，中风，小便数欠，溏
泄，皮肤痛及麻，悲愁欲哭，洒淅寒热。

（十三）七月立秋节

【功法】（图 15-13）

自农历七月立秋起十五天内，每天于凌晨一点至五点间，盘腿正坐，含胸拔背，全身放松，息心静虑，意守丹田呼吸。然后两手在身体两侧撑地，两臂稍屈肘，同时上身收缩，屏住呼吸，然后忽然挺直两臂，两手用力撑地，上身挺直，同时向上耸起，使臀部离开地面。如此反复做五十六次。再两唇轻合，双目微闭，叩齿三十六次，待口中

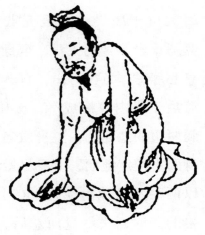

图 15-13　七月，立秋

津生，鼓漱三次后用力咽下，同时用意念将此津液送至腹部丹田。然后意守丹田，鼻慢慢吸气，口徐徐吐气，吐纳三次。此时段行此功法，能补虚益损，去除腰肾积气，治疗脘腹及胁痛、头痛、下颌痛、内眼角痛、肩颈肿痛以及体无光泽、腋下肿、足外侧灼热、口苦、喜太息、汗出、恶寒等症。

【原文】

运主太阴四气，时配足少阳胆相火。

每日丑寅时，正坐，两手托地，缩体闭息，耸身上踊，凡七八度。叩齿，吐纳，咽液。

治：补虚益损，去腰肾积气，口苦，善太息，心胁痛不能反侧，面尘，体无泽，足外热，头痛，颔痛，目锐眦痛，缺盆肿痛，腋下肿，汗出振寒。

（十四）七月处暑节

【功法】（图 15-14）

自农历七月处暑起十五天内，每天可于凌晨一点至五点间，盘腿正坐，含胸拔背，全身放松，息心静虑，意守丹田，自然呼吸。然后头向左右两侧扭转，同时两臂在身背后屈肘，两手握拳，用拳眼从上至下轮流捶击背脊，各做三十五次。两唇轻合，双目微闭，叩齿三十六次，待口中津生，鼓

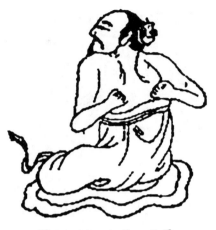

图 15-14　七月，处暑

漱三次后用力咽下，同时用意念将此津液送至腹部丹田。然后意守丹田，鼻慢慢吸气，口徐徐吐气，吐纳三次。此时段行此功法，能治疗风湿留滞所致的肩背痛、胸痛、脊骨痛、胁肋痛、大腿痛、小腿和外踝等关节痛，咳嗽、喘急等病症。

【原文】

运主太阴四气，时配足少阳胆相火。

每日丑寅时，正坐，转头，左右举引，就反两手捶背，各五七度。叩齿，吐纳，咽液。

治：风湿留滞，肩背痛，胸痛，脊膂痛，胁、肋、髀、膝外至胫绝骨外踝前及诸节皆痛，少气，咳嗽，喘渴上气，胸、背、脊、膂积滞之疾。

（十五）八月白露节

【功法】（图 15-15）

自农历八月白露起十五天内，每天可于凌晨一点至五点间，

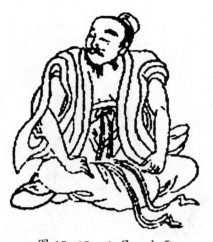

图 15-15　八月，白露

盘腿正坐，含胸拔背，全身放松，息心静虑，意守丹田，自然呼吸。然后两手掌分别轻按在两膝上，同时头向左右两侧扭转，各做十五次。两唇轻合，双目微闭，叩齿三十六次，待口中津生，鼓漱三次后用力咽下，同时用意念将此津液送至腹部丹田。然后意守丹田，鼻慢慢吸气，口徐徐吐气，吐纳三次。此时段行此功法，能治疗风气留滞腰背经络的病症及狂疟、汗出、衄血、口歪、嘴唇溃疡、颈肿、喉痹以及容易受惊吓、不能言语等病症。

【原文】

运主太阴四气，时配足阳明胃燥金。

每日丑寅时，正坐，两手按膝，转头左右推引，各三五度。叩齿，吐纳，咽液。

治：风气留滞腰背经络，洒栖振寒，善伸，数欠，或恶人与火，闻木声则惊狂，疟，汗出，衄血，口喝，唇胗，颈肿，喉痹不能言，颜黑，呕，呵欠，狂歌上登，欲弃衣裸走。

（十六）八月秋分节

【功法】（图 15-16）

自农历八月秋分起十五天内，每天可于凌晨一点至五点间，盘腿正坐，含胸拔背，全身放松，息心静虑，意守丹田，自然呼吸。然后以两手掩两耳，同时上身向左右两侧屈体，各做十五次。两唇轻合，双目微闭，叩齿三十六次，待口中津生，鼓漱三次后

用力咽下，同时用意念将此津液送
至腹部丹田。然后，意守丹田，鼻
慢慢吸气，口徐徐吐气，吐纳三次。
此时段行此功法，能治疗风湿积滞
所致病症、腰腿水肿、膝关节肿痛、
胸痛、乳痛、小腿外侧和足背痛以
及遗溺、腹胀、消谷善饥、胃中虚
寒、喘促胸满等病症。

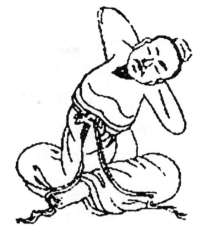

图 15-16　八月，秋分

【原文】

运主阳明五气，时配足阳明胃燥金。

每日丑寅时，盘足而坐，两手掩耳，左右反侧，各三五度。
叩齿，吐纳，咽液。

治：风湿积滞胁肋腰股，腹大水肿，膝膑肿痛，膺乳、气
股、伏兔、骭外廉、足跗诸痛，遗溺失气，奔响腹胀，髀不可
转，腘似结，腨似裂，消谷善饥，
胃寒喘满。

（十七）九月寒露节

【功法】（图 15-17）

自农历九月寒露起十五天内，
每天可于凌晨一点至五点间，盘腿
正坐，含胸拔背，全身放松，息心
静虑，意守丹田，自然呼吸。然后
两手徐徐自身体两侧向上提起，上
肩过头，然后两臂上举，手指伸直，
掌心向上，同时上身尽量向上伸直。

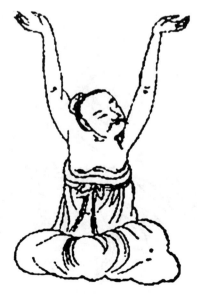

图 15-17　九月，寒露

反复做十五次。两唇轻合，双目微闭，叩齿三十六次，待口中津生，鼓漱三次后用力咽下，同时用意念将此津液送至腹部丹田。然后意守丹田，鼻慢慢吸气，口徐徐吐气，吐纳三次。此时段行此功法，能治疗诸如风寒湿邪挟胁腋经络所致的头痛、背痛、目胀、脖颈不舒、痔疮、疟、狂躁、癫痫以及双侧头痛、头顶痛、目黄泪出、衄血、霍乱等病症。

【原文】

运主阳明五气，时配足太阳膀胱寒水。

每日丑寅时，正坐，举两臂，踊身上托，左右各三五度。叩齿，吐纳，咽液。

治：诸风寒湿邪挟胁腋，经络动冲，头痛，目似脱，项如拔，脊痛，腰折，痔、疟、狂、癫疾，头两边痛，头囟颈痛，目黄，泪出，衄血，霍乱诸疾。

（十八）九月霜降节

【功法】（图15-18）

自农历九月霜降起十五天内，每天可于凌晨一点至五点间，着地平坐，两足向前平伸，自然分开，含胸拔背，全身放松，息心静虑，意守丹田，自然呼吸。然后两腿徐徐屈膝，两足内收，两臂慢慢向前伸出，两手握住两脚，然后两腿向前蹬直。再屈膝，再蹬直，反复做三十五次。两唇轻合，双目微闭，叩齿

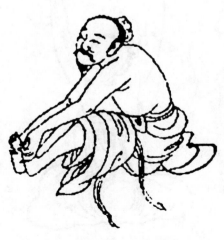

图15-18 九月，霜降

三十六次，待口中津生，鼓漱三次后用力咽下，同时用意念将此津液送至腹部丹田。然后意守丹田，鼻慢慢吸气，口徐徐吐气，吐纳三次。此时段行此功法，能治疗腰脚的风湿痹阻之症，大腿不可曲、膝弯痛、上肢裂痛、颈痛、背痛、阴痛、大腿痛、肌肉萎缩、大便有脓血、水肿、小腹胀痛、脐反出、小便困难及久痔脱肛等。

【原文】

运主阳明五气，时配足太阳膀胱寒水。

每日丑寅时，平坐，纡两手，攀两足，随用足间力，纵而复收，五七度。叩齿，吐纳，咽液。

治：风湿痹入腰脚，髀不可曲，腘胫痛，腨裂痛，项背腰尻阴股膝髀痛，脐反出，肌肉痿，下肿，便脓血气，小腹胀痛，欲小便不得，藏毒，筋寒，脚气，久痔脱肛。

（十九）十月立冬节

【功法】（图 15-19）

自农历十月立冬起十五天内，每天可于凌晨一点至五点间，盘腿正坐，含胸拔背，全身放松，息心静虑，意守丹田，自然呼吸。然后先以左手按在左膝上，右手抓住左肘；再以右手按在右膝上，左手抓住右肘，同时头分别向左右两侧各扭转十五次。两臂屈肘，两臂从胸前同时向左前方慢慢推出，手指伸直，掌心向前，待手

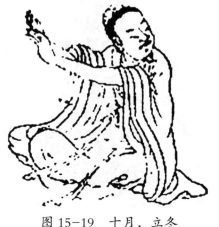

图 15-19 十月，立冬

臂推直后收回胸前，再同时向右前方慢慢推出，手指伸直，掌心向前。左右各推十五次。两唇轻合，双目微闭，叩齿三十六次，待口中津生，鼓漱三次后用力咽下，同时用意念将此津液送至腹部丹田。然后意守丹田，鼻慢慢吸气，口徐徐吐气，吐纳三次。此时段行此功法，能治疗胸胁积滞、虚劳邪毒、腰痛不能俯仰、咽喉干燥、面色暗滞无华、胸满、呕逆、头痛、面颊肿、肝逆面青、耳聋、目赤肿痛、两胁下痛引少腹、四肢满闷、头晕目眩、眼珠疼痛等病症。

【原文】

运主阳明五气，时配足厥阴肝风木。

每日丑寅时，正坐，一手按膝，一手挽肘，拗颈左右顾，两手左右托，各三五度。吐纳，叩齿，咽液。

治：胸胁积滞虚劳邪毒，腰痛不可俯仰，嗌干，面尘，脱色，胸满，呕逆，飧泄，头痛，耳无闻，颊肿，肝逆，面青，目赤肿痛，两胁下痛引小腹，四肢满闷，眩冒，目肿痛。

（二十）十月小雪节

【功法】（图 15-20）

自农历十月小雪起十五天内，每天可于凌晨一点至五点间，盘腿正坐，含胸拔背，全身放松，息心静虑，意守丹田，自然呼吸。然后先用左手按住左膝，右手抓住左肘，用力向右侧拉，同时左臂用力挺住，使相互争力。再用右手按住右膝，用左手抓住右肘，

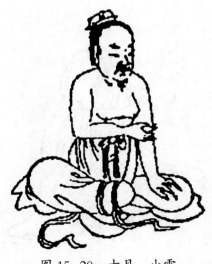

图 15-20　十月，小雪

用力向左侧拉，同时右臂用力挺住，使相互争力。两臂交替动作，各做十五次。两唇轻合，双目微闭，叩齿三十六次，待口中津生，鼓漱三次后用力咽下，同时用意念将此津液送至腹部丹田。意守丹田，鼻慢慢吸气，口徐徐吐气，吐纳三次。此时段行此功法，能治疗脱肛、脏腑风湿热毒、妇人小腹肿、丈夫疝气、遗尿、癃闭、睾肿、睾疝、阴缩、四肢厥冷、关节时发肿痛、易发抽搐挛急、心悸善恐、胸中喘促、五淋等病症。

【原文】

运主太阳终气，时配足厥阴肝风木。

每日丑寅时，正坐，一手按膝，一手挽肘，左右争力，各三五度。吐纳，叩齿，咽液。

治：脏腑风湿热毒，妇人小腹肿，丈夫癀疝，狐疝，遗溺，闭癃血，睾肿，睾疝，足逆寒，胻害膝节时肿，转筋，阴缩，两筋挛，洞泄，血在胁下，喘，善恐，胸中喘，五淋。

（二十一）十一月大雪节

【功法】（图 15-21）

自农历十一月大雪起十五天内，每天可于半夜十一点至凌晨三点间，正身站立，两足平行，自然分开，与肩同宽，两膝微屈，含胸拔背，松肩垂肘，两手轻靠于两腿外侧，全身放松，息心静虑，意守丹田，自然呼吸。两手自双腿两侧徐徐上提，手心朝下，提至肩平，上身保持不动。两臂同时向左右两侧慢慢用力推出，手指伸直，掌心向外。待臂推直后，收回再推，反复做三十五次。同时两脚左右踏步三十五次。两唇轻合，双目微闭，叩齿三十六次，待口中津生，鼓漱三次后用力咽下，同时用意念将此津液送至腹部丹田。意守丹田，鼻慢慢吸气，口徐徐吐气，吐纳

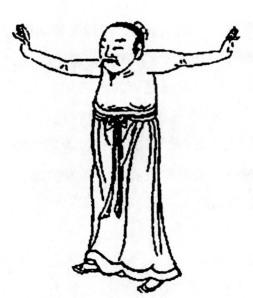

图 15-21　十一月，大雪

三次。此时段行此功法，能治疗风湿毒气、面色黎黑、舌干口燥、口中燥热、咽喉红肿、咳逆上气、咳唾有血、喘促胸满、头晕、视物不清、常易惊恐如有人来抓捕一般、心痛、心烦、胃中嘈杂、饥不欲食、黄疸、泄泻、阴下湿等病症。

【原文】

运主太阳终气，时配足少阴肾君火。

每日子丑时，起身仰膝，两手左右托，两足左右踏，各五七度。叩齿，咽液，吐纳。

治：脚膝风湿毒气，口热，舌干，咽肿，上气，嗌干及肿，烦心，心痛，黄疸，肠癖，阴下湿，饥不欲食，面如漆、咳唾有血，渴喘，目无所见，心悬如饥，多恐，常若人捕等症。

（二十二）十一月冬至节

【功法】（图 15-22）

自农历十一月冬至起十五天内，每天可于半夜十一点至凌晨三点间，盘腿正坐，含胸拔背，全身放松，息心静虑，意守丹田，自然呼吸。然后两腿向前伸直，上身微往下俯，头微仰起，十指内收握成拳，两手以拳面用力分别按压两膝。左右各做十五次。两唇轻合，双目微闭，叩齿三十六次，待口中津生，鼓漱三次后用力咽下，同时用意念将此津液送至腹部丹田。意守丹田，鼻慢慢吸气，口徐徐吐气，吐纳三次。此时段行此功法，能治疗足胫痿弱无力、足下热、四肢不收、脐腹痛、左胁下痛、背痛、肩痛、大腿间痛、胸胁满闷、腹大如鼓、大便干燥、颈项肿痛、咳嗽上气、腰冷如冰、少腹拘急、腹痛、泻泄、痢疾、冻疮等病症。

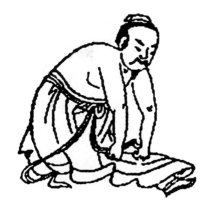

图 15-22　十一月，冬至

【原文】

运主太阳终气，时配足少阴肾君火。

每日子丑时，平坐，伸两足，拳两手，按两膝，左右极力，三五度。吐纳，叩齿，咽液。

治：手足经络寒湿，脊股内后廉痛，足痿厥，嗜卧，足下热、脐痛，左胁下、背、肩、髀间痛，胸中满，大小腹痛，大便难，腹大，颈肿，咳嗽，腰冷如冰及肿，脐下气逆，小腹急痛泄，下肿，足胻寒而逆，冻疮，下痢，善思，四肢不收。

（二十三）十二月小寒节

【功法】（图 15-23）

自农历十二月小寒起十五天内，每天可于半夜十一点至凌晨三点间，盘腿正坐，含胸拔背，全身放松，息心静虑，意守丹田，自然呼吸。然后左手向下用力按压脚，

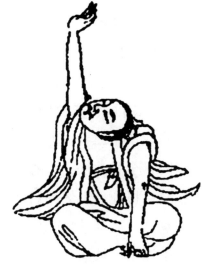

图 15-23　十二月，小寒

右臂用力向上高高推举，手指伸直，掌心向上，同时仰头，眼睛看着高高上举的右手背。两臂交替动作，各做十五次。两唇轻合，双目微闭，叩齿三十六次，待口中津生，鼓漱三次后用力咽下，同时用意念将此津液送至腹部丹田。意守丹田，鼻慢慢吸气，口徐徐吐气，吐纳三次。此时段行此功法，能治疗食后即呕、胃脘疼痛、腹部胀满、痰饮呕哕、疟疾、善噫、肢体困重、食欲不振、心烦、心下急痛、溏泄、癃闭、黄疸、痢下五色、大小便不通、面黄、口干、怠惰、嗜卧、心下痞、善饥、不欲进食等病症。

【原文】

运主太阳终气，时配足太阴脾湿土。

每日子丑时，正坐。一手按足，一手上托，挽首，互换，极力三五度。吐纳，叩齿，漱咽。

治：荣卫气蕴，食即呕，胃脘痛，腹胀，哕，疟，饮发中满，食减，善噫，身体皆重，食不下，烦心，心下急痛，溏瘕泄，水闭，黄疸，五泄注下五色，大小便不通，面黄，口干，怠惰，嗜卧，抢心，心下痞苦，善饥，善味，不嗜食。

（二十四）十二月大寒节

【功法】（图 15–24）

自农历十二月大寒起十五天内，每天可于半夜十一点至凌晨三点间，全身放松，息心静虑，意守丹田，自然呼吸。跪坐，两手在身后撑地，上体稍后仰，然后一腿跪，一腿向前伸直。两腿交替动作，各做十五次。两唇轻合，双目微闭，叩齿三十六次，待口中津生，鼓漱三次后用力咽下，同时用意念将此津液送至腹部丹田。意守丹田，鼻慢慢吸气，口徐徐吐气，吐纳三次。此时段行此功法，能治疗舌根强痛、肢体转动不利、不能安卧、腿部及足背部疼痛、阴痛、肠鸣、腹胀、泻下积滞不化、足胫痿弱、九窍不痛、水肿胀满等病症。

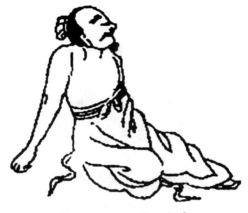

图 15-24　二月，大寒

【原文】

运主厥阴初气，时配足太阴脾湿土。

每日子丑时，两手向后，踞床跪坐，一足直伸，一足用力，左右互换各三五度。叩齿，咽液，吐纳。

治：经络蕴积诸气，舌根强痛，体不能动摇，或不能卧，强立股膝内肿，尻阴臑胻足背痛，腹胀，肠鸣，飧泄不化，足不收行，九窍不通，足胕肿若水胀。

十六、苏氏导引术（宋）

【提要】

苏氏导引术，是苏轼创编的一套导引术式。苏轼，字子瞻，号东坡居士，是北宋时期著名的文学家、书画家和诗人。他多才多艺，对古代导引养生也有较为深入的研究，写下了不少有关导引养生的笔记，并制编了一套简便易行的导引术。这套术式曾被后人收进了《苏沈良方》。其特点是，既有肢体活动，也有自我按摩，还有呼吸运动，熔导引、按摩、呼吸于一炉。其动作简单，易学易练，适合中老年人长期习练。

此篇源自《苏沈良方》，采自《中国导引强身术》。

【功法】

1. 每天凌晨一点以后起床，披上衣服，面朝东或朝南盘坐，然后叩齿三十六次。两手握拳，屏住呼吸，集中注意力，内视五脏。感觉是：肺呈白色，肝呈青色，脾呈黄色，心呈红色，肾呈黑色。

2. 次默想心脏，犹如焚烧着的火，照亮了全身，进入下丹田。等到腹部感觉气满时，则可进行缓慢的呼气。一直待到呼吸细微匀调时，用舌头在嘴唇内及牙齿外不断搅动，使津液满口，同时在嘴中鼓漱，但并不马上咽下。而是像开始一样，仍然屏住呼吸，内视五脏，想像心火入腹部丹田，同时调匀呼吸，漱炼津液。如此反复做三次。

3. 三次以后，满嘴都是津液，这时可迅速低头，将律液咽下。注意咽液时，要用意念将津液和气一起送入腹部丹田，并使津液和气在下咽时汩汩有声，从而进入丹田。依照上面的方法进行，共要求屏住呼吸九次，咽液三次。

4. 左右两手掌相对摩擦，使掌心发热后，按摩两脚脚底以及脐下、腹部和腰脊之间，直到按摩部位的皮肤感到很热为止。

5. 又以两手手掌相对摩擦，使掌心发热后，按摩眼睛、面孔、耳朵、脖颈，直到按摩部位的皮肤感到很热为止。

6. 以两手指按捏鼻梁左右两侧三十五次。

7. 梳子梳头百余次。

8. 散发而卧，一直熟睡到天明。

【原文】

1. 每日以子时后披衣坐，面东或南盘足坐，扣齿三十六通，握固、闭息，内视五脏：肺白，肝青，脾黄，心赤，肾黑。

2. 次想心为炎火，光明洞彻，入下丹田中，待腹满气极，则徐出气，候出息匀调，即以舌搅唇齿内外，漱炼津液，未得咽下。复作前法，闭息内观，纳丹田，调息漱律，皆依前法，如此者三。

3. 津液满口，即低头咽下，以气送下丹田中，须用意精猛，令津与气谷谷然有声，径入丹田。又依前法为之，凡九闭息，三咽津而止。

4. 然后以左右手热摩两脚心，及脐下，腰脊间，皆令热彻。

5. 次以两手摩熨眼、面、耳、项，皆令极热。

6. 仍案捏鼻梁左右五七下。

7. 梳头百余梳。

8. 散发而卧，熟寝至明。

十七、小劳术（宋）

【提要】

小劳术，是宋代著名的养生家蒲虔贯创编的一套导引术式，后人又称之为"蒲氏八段锦"。蒲虔贯认为"养生者，形要小劳，无至大疲。故水流则清，滞则污。养生之人，欲血脉常行，如水之流。坐不欲至倦，行不欲至劳。频行不已，然宜稍缓，即是小劳之术也"（《保生要录·调肢体门》）。他认为导引术应简化，要便于老迈繁忙之人掌握和习练，不宜动作繁杂。这一观点对导引术与运动养生思想的传播产生了积极的影响。小劳术动作简单，易学易练，适于各类人群长期习练。

此篇源自蒲虔贯《保生要录》。

【功法】

1. 左臂向左侧慢慢用力推直，同时右臂胸前平屈，慢慢用力向右侧拉，如引弓射箭。两臂交替动作，反复做。

2. 两臂同时慢慢用力向上推举，手指伸直，掌心向上。待两臂推直后收回，然后再向上推举，反复做，

3. 两臂屈肘，两手握成拳，置于腰际，然后两臂同时向前做冲拳运动。

4. 两臂随上身向左右两侧扭转方向，同时环绕身体做右、前、左、后或后、左、前、右的圆周形摆臂。要求摆臂时，两臂肌肉和关节尽量放松，表现轻松自如。

5. 上身不动，头尽量向左后、右后扭转，同时眼睛随头扭转的方向向后看。

6. 上身向左右两侧扭转，然后做前屈、后仰的动作。

7. 两手相握，做轻微的腕关节绕环运动，再互相以手掌按摩手背和手指。

8. 两手掌相对摩擦，使掌心发热后，闭上眼睛，按摩面部。

【原文】

1. 两臂欲左挽右挽，如挽弓法。

2. 或两手双拓，如拓石法。

3. 或双拳筑空。

4. 或手臂左右前后轻摆。

5. 或头项左右顾。

6. 或腰胯左右转，时俯时仰。

7. 或两手相捉，细细挼，如洗手法。

8. 或两手掌相摩令热，掩目摩面。

十八、八段锦（宋）

八段锦是目前流传最广，对导引术发展影响最大的古代导引术之一。八段锦之名始见于南宋。南宋藏书家晁公武所撰《郡斋读书志》记载："八段锦一卷，不题撰人，吐故纳新之术也。"南宋文学家洪迈曾于《夷坚乙志》中记载，早在北宋政和年间，士大夫阶层已有习练八段锦之人，但这些书中均未记录具体功法。

"锦"是古代对色彩鲜艳、五光十色的不同丝织品的总称。故在导引术中用"锦"来命名，比喻这种导引术之精美可贵。除此以外，"锦"字还应当理解为：这种导引术与其他导引术不同，它不是各个互不相联的单个导引术式的汇集，而是由各个具有不同作用的导引术式组成的套路式导引术，如织锦那样连绵不断，即构成一套健身法。"八"字也不是单指"段"（即"节"）的数目，而是表示此功法如八卦，含有多种要素相互联系、相互制约、循环运转之意。

通常认为八段锦形成过程中，先有以吐故纳新为主的坐式八段锦，后有以肢体运动为主的立式八段锦。

八段锦动作柔和缓慢，通过肢体躯干的屈伸俯仰和内部气机的升降开合，可使全身筋脉得以牵拉舒展，经络得以畅通，从而实现"骨正筋柔，气血以流"的功效。八段锦的重要特征是动静结合，基本运动形式为静以养神，动以养形。近年来的研究显示，长期习练八段锦可在心理上调节改善不良心理状态；在生理上增强人体脏腑功能，提高身体素质，改善身体机能，增强防病抗病及抗衰老的能力，并能辅助治疗糖尿病、骨质增生、失眠、更年期综合征等慢性病。功法习练安全可靠，是中老年人强身健体的好方法。

本篇配图采自《导引养生史论稿》，原文源自《修真十书·钟离八段锦法》，采自《导引养生图说》。

（一）坐式八段锦

【提要】

坐式八段锦采用坐式练姿，注重凝神行气，偏于柔和。首见于明《正统道藏》中的《修真十书》，题为"钟离八段锦法"。此功法在明朝被多种养生书收录，但名称各不相同，如朱权所撰《活人心书》（亦称《活人心法》）称之为"八段锦导引法"；胡文焕的《类倍要诀》题之为"钟离祖师八段锦导引法"；高濂的《遵生八笺》题之为"八段锦导引法图"（除诀外，有图八幅）；铁峰居士的《保生心鉴》称之为"导引八图""活人八法"。此外尚有《夷门广牍》《修龄要旨》《摄生总要》《三才图会》《古今医统》《万寿仙书》《陶朱公致富全书》等亦收入此法，足见养生家对坐式八段锦的重视。

坐式八段锦的特点是：采取盘跌坐式，将多种散式导引术融于一体，构成环环相扣的套路系统，并以精、气、神贯注其中。坐式八段锦难度适中，适合中老年人健身强体。

【功法】

1.叩齿集神（图18-1）：盘腿而坐，正坐不偏，含胸拔背，直腰收腹，垂肩松肘，两手轻握，置于小腹前，两目微闭，口唇轻合，调匀呼吸，排除杂念，静心息虑，意守丹田。上下齿相叩，连叩三十六次。此后将双手徐徐上抬，相叉在颈项之后，紧贴头部，稍用力向前拉，同时头部稍用力向后倒，使前后形成撑力。如此反复，暗数呼吸九次便止。呼吸应细长，数息不可发声。而后，将两手松开，沿着头皮稍往前移，两掌掩住双耳，掌心紧贴耳孔，两手的中指贴在枕骨外粗隆两侧凹陷处，然后将食指搭于中指背上，食指稍用力下滑，叩击凹陷处。左右两手同时进行，各叩二十四次。

2. 摇天柱（图 18-2）：承上，两手松开，缓缓放下，十指交叉（或两手相握），置于小腹前。静心凝神片刻。头慢慢向左侧转动，上身随之稍向左侧扭转，转动的过程中同时吸气，待转至左侧，眼睛看向左肩部，同时呼气。待呼气后，头及上身慢慢向右侧转动，一并吸气，待转至右侧，眼睛看向右肩，同时呼气。如此反复，转动二十四次。

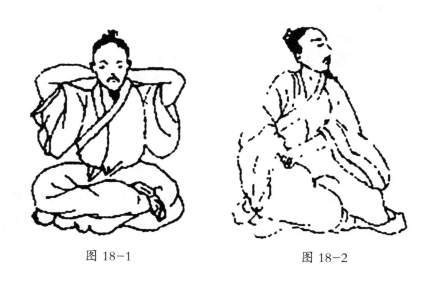

图 18-1　　　　　　　　　　图 18-2

3. 舌搅漱咽法（图 18-3）：承上，正坐不动，息心静虑，意守丹田，自然均匀呼吸。用舌搅动齿内、齿外、齿上、齿下及面颊部，待口中津生满口，鼓漱三十六次，然后分三次咽下，每次下咽应汩汩有声，用意念下送至腹部丹田。

4. 摩肾堂（图18-4）：咽津后，用鼻吸清气一口，以意念引入丹田，然后闭气，两手掌相互交搓至发热，同时在闭气不能再忍耐时，双手摩擦腰肾部位，并慢慢呼气。如此两手摩腰三十六次，然后收两手放置在小腹前，再慢慢吸气，吸气后闭气，意念心头之火下烧至丹田，觉似有热时，再从鼻中放气而出。

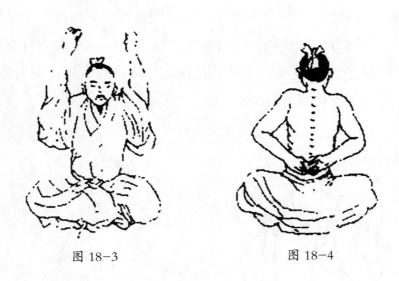

图 18-3　　　　　　　　　　　图 18-4

5. 先做单关辘轳（图18-5）：承上，头稍低下，两手握拳，屈肘后缩、上提、前伸、下滑，复后缩，即以肘关节带动肩部活动，如绞车一般，先做左手活动左肩，后做右手活动右肩，各做三十六次。

而后双关辘轳（图18-6）：如上法，两手同时活动，连做三十六次。意念火自丹田透双关，入脑户，鼻吸清气。慢慢将两脚向前伸出，改盘腿坐为两脚前伸平坐。

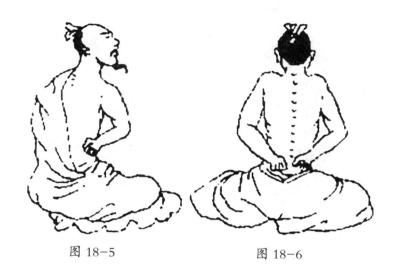

图18-5   图18-6

6. 托天按项（图18-7）：两手十指相叉，翻掌向上，先把所叉之手按在头顶上，然后尽力上托，上托时，要如确有重石在手掌上，腰身俱着力上耸。手上托后，慢慢放下，放在头顶，然后再尽力上托。如此反复，连续举托三次或九次。

7. 勾攀（图18-8）：两手松开，向前伸出，上身向前倾，用两手向前勾攀脚心十二次。做完勾攀脚心后，恢复盘腿正坐姿势，宁神静坐片刻，待口中津液生成，鼓漱数次后，分三次咽下。如口中没有唾液分泌，可用舌头快速搅动口齿，自会津液满口。咽后再搅再咽，连做三遍，共吞咽九次。

8. 吞咽毕，再做双关辘轳法，活动两肩二十四次。接着，心想丹田之火自下而上，烧遍全身，遍身皆热而止。意念时，口与鼻闭气一小会儿。

以上功法应在子夜后、中午前习练。

第三章 古代导引养生功

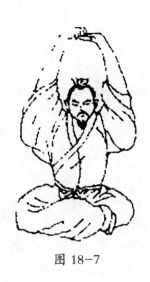

图 18-7

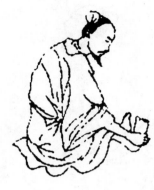

图 18-8

【原文】

1. 盘跌而坐，握固静思。叩齿三十六。又两手向项后，数九息，勿令耳闻。自此以后，出入息皆不可使耳闻。移两手心掩两耳，先以第二指压中指，弹击脑后，左右各二十四次。

2. 摇头左右顾，肩膊随动二十四次。先须握固。

3. 以舌搅口齿并左右颊，待津液生而咽，漱津三十六次，所漱津液分作三口，作汨汨声而咽之。

4. 以鼻引清气，闭之少顷，搓手令极热，鼻中徐徐乃放气出。背摩后腰，合手心摩毕，收手握固。闭口鼻之气，想用心下火烧丹田，觉热极，即用后法。

5. 俯首，摆撼两肩三十六，想火自丹田透双关入脑户，鼻引清气，闭少顷间，放直两脚。

6. 叉手相交，向上托空，或三次九次。

7. 以两手向前攀脚心十二次，乃收足端坐。候口中津液生，如未生，再用急搅取水，同前法，再漱三十六次，如前一口分三咽。

8.摆肩并身二十四次，及再转辘轳二十四次，想丹田火自下而上遍烧身体，想时口及鼻皆闭气少顷。

此法于子后午前作。

【原文歌诀】

闭目冥心坐，握固静思神。叩齿三十六，两手抱昆仑，左右鸣天鼓，二十四度闻。微摆撼天柱，赤龙搅水浑，漱津三十六（一云鼓漱），神水满口匀，一口分三咽，龙行虎自奔。闭气搓手热，背摩后精门。尽此一口气，想火烧脐轮。左右辘轳转，两脚放舒伸，叉手双虚托，低头攀足频，以候逆水上，再漱再吞津。如此三度毕，神水九次吞，咽下汨汨响。百脉自调匀。河车搬运讫，发火遍烧身。邪魔不敢近，梦寐不能昏，寒暑不能入，灾病不能迍。子后午前作，造化合乾坤。循环次第转，八卦是良因。

（二）立式八段锦

【提要】

立式八段锦托名梁世昌所传，动作难度不大，以柔为主，姿势多用站立式，故又称"武八段"。目前流行的八段锦歌诀多是中华人民共和国成立后，人民体育出版社1957年出版的《八段锦》一书中所载的八段锦八句七言歌诀，其源于清光绪十六年（1890）上海同文书局出版的托名梁世昌《幼学操身》及清光绪二十四年（1898年）出版的《新出保身图说·八段锦图》，歌诀为："两手托天理三焦，左右开弓似射雕。调理脾胃须单举，五劳七伤往后瞧。摇头摆尾去心火，背后七颠百病消。攒拳怒目增气力，两手攀足固肾腰。"

此篇立式八段锦源自曾慥《道枢》。曾慥为北宋末、南宋初人，字端伯，晋江（今属福建）人，他曾广辑有关道教的文献资料，编成《道枢》42卷，收入《道藏·太玄部》。

立式八段锦适于健康人群的养生保健。

【功法】

1. 站立，两脚左右分开，略与肩同宽，然后两臂慢慢用力向上推举，手指伸直，掌心向上，同时头向上仰起，眼睛看着手背。此式对三焦有较好的锻炼效果。（图18-9）

2. 站立，两脚左右分开，略与肩同宽，然后左臂向左侧慢慢用力推直，同时右臂在胸前平屈，慢慢用力向右侧拉，如引弓射箭。两臂交替动作，轮流进行。（图18-10）

3. 站立，两脚左右分开，略与肩同宽，然后左臂慢慢用力向上推举，手指伸直，掌心向上，同时右臂慢慢用力向下按压，手指伸直，掌心向下。两臂交替动作，轮流进行。此式对脾胃有较好的调养效果。（图18-11）

4. 站立，两脚左右分开，略与肩同宽。左臂先上举，右臂下垂，同时上身尽量向右侧扭转，眼睛看着左脚跟；然后右臂上举，左臂下垂，同时上身尽量向左侧扭转，眼睛看着右脚跟。此式能调理人体虚劳内伤。（图18-12）

5. 站立，两脚左右分开，略与肩同宽，然后上身后仰，同时两臂上举，手指伸直，掌心向上。此式对五脏有较好的调理效果。（图18-13）

6. 站立，两脚左右分开，略与肩同宽，然后两臂侧举，两手成立掌，手指伸直，掌心向外，同时进行咽液和呼吸运动。（图18-14）

7. 站立，两脚左右分开，略与肩同宽，然后上身前屈，以两手握住两足踝和后跟部，接着头向上仰，并用力向左后方突然拧转。目视左后方，同时腰胯部与头的方向相反，用力向右侧突然扭摆，像鳝鱼的摆尾动作。左右交替进行。此式能去除胸中疾病。（图18-15）

8.站立，两脚左右分开，略与肩同宽，然后以一腿支撑身体，一腿直腿抬起，同时腰背挺直，并以两手握住抬起的脚，眼睛向前平视。左右交替进行。此式对腰疾有较好的治疗效果。（见图18-16）

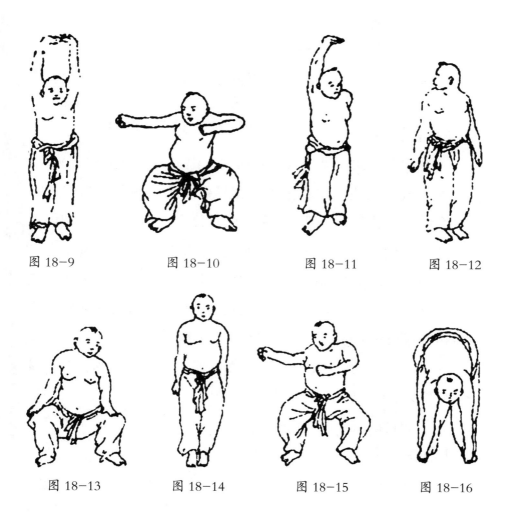

图18-9　　　　图18-10　　　　图18-11　　　　图18-12

图18-13　　　　图18-14　　　　图18-15　　　　图18-16

【原文】

1. 仰手上举所以治三焦。

2. 左肝右肺如射雕。

3. 东西单托所以安其脾胃。

4. 反而复顾所以理其伤劳。

5. 大小朝天所以通其五脏。

6. 咽津补气左右挑其手。

7. 摆鳝之尾所以祛心疾。

8. 左右攀足所以治其腰。

十九、婆罗门导引法（明）

【提要】

婆罗门导引法，见于宋朝官府组织编纂的《圣济总录》，明人高濂《遵生八笺》中收录了这套导引术式。婆罗门为印度古代社会四个种姓之一，居于四种姓的首位，是印度古代的僧侣贵族。他们世代以祭祀、诵经（吠陀经）、传教（婆罗门教）为专业，掌握政权，垄断知识，享有种种特权，是社会精神生活的统治者。这套导引术式虽冠以婆罗门之名，但从各式的命名看，多为我国古代所崇拜的图腾，或许是国人创编。

本法重在活动肢体，有调理气血、疏筋活络、通利关节、强身延年之效，适于中青年导引爱好者习用。

此篇源自高濂《遵生八笺》。

【功法】

1. 龙引：或坐或立。两臂同时用力慢慢向上推举，手指伸直，掌心向上。反复习练。又，左臂向左侧用力慢慢推直，同时右臂胸前屈肘，慢慢用力向右侧拉，似引弓射箭。左右交替动作，轮流进行。又，两臂屈肘，两手十指相叉，以掌心抱住头顶，然后左臂用力向下拉，同时右臂用力向上举，使右臂绕过头顶；右臂用力向下拉，同时左臂用力向上举，使左臂绕过头顶。左右交替习练，连做数遍。

2. 龟引：着地平坐，两腿向前伸直，外展成八字，两手按在双膝上，抖动两腿肌肉。而后，坐定不动，头向左后、右后两侧扭转，同时眼睛随头的扭转方向向左后、右后看，各做三次。

3. 麟盘：先左侧卧，左臂屈肘，以左手掌托住头的左侧，同时两腿屈膝，以脚跟触及臀部。然后右腿向上抬起，右大腿用力向胸部方向摆动。再右侧卧，动作同左侧卧。如此反复，连做数遍。

4. 虎视：站立，上身前屈挺直，两手按住床沿，然后将头颈向左后、右后扭转，同时眼睛随头扭转的方向尽量向后看，怒睁双目，左右轮流，连做数遍。

5. 鹤举：正身站立，两脚分开，比肩稍宽，两手托腰，上身先慢慢向左侧扭转，同时头颈伸长，随上身向左侧扭转。而后上身再慢慢向右侧扭转，同时头颈伸长，随上身向右侧扭转。如此反复，左右各做五次。

6. 鸾趋：正身站立，两脚做原地的慢速踏步动作。然后两手拇指在内，十指收拢，握成拳，两臂同时向前后摆动。各做五次。

7. 鸳翔：两臂在背后屈肘，两手相握，然后低头，上身前屈，以前、左、后、右的顺序，缓慢地做上身的绕环运动。

8. 熊奋：两臂胸前屈肘，两手十指相叉，掌心向内，然后快速地翻掌向前推出，使掌心向外，待臂推直后，又快速翻掌收回于胸前。反复做。而后两手抱膝，带动腿膝作左右转动，左右各做三遍。

9. 寒松控雪：坐地上，两腿向前伸直，两手按住两膝，头逐渐下低，然后上身前屈，头向左右两侧扭转三次，再缓慢地做头的绕环运动三次。

10. 冬柏凌风：站立，两手向前按住床沿，身体挺直，然后两臂屈肘、伸直（即俯卧撑），反复做。又，两手不动，两臂伸直，身体向左右扭转各三次。

11. 仙人排天：坐地上，两腿向前伸直，上身向后倒，两手在身后撑地。然后两臂用力向上支撑身体，同时腹部向上挺起，头稍后仰，成仰卧撑。反复做。

12. 凤凰鼓翅：正身站立，两脚分开，比肩稍宽。两臂胸前屈肘，两手成半握拳，以左拳叩打右臂，再以右拳叩打左臂，各三次。而后两臂背后屈肘，两手成半握拳，以拳眼处，自上而下，从左到右，交替叩打后背、后腰以及腿的后侧，各三次。又以腰为轴，反复来回地左右转动上身，以不感到疲劳为度。

【原文】

第一龙引。以两手上拓。兼似挽弓势，左右同。又叉手相捉，头上过。

第二龟引。峻坐，两足如八字，以手拓膝，行摇动。又左顾右顾。各三遍。

第三麟盘。侧卧，屈手承头，将近床，脚屈向上傍髀。展上脚向前拗。左右同。

第四虎视。两手据床，拔身，向背后视。左右同。

第五鹤举。起立，徐徐返拗引颈。左右挽，各五遍。

第六鸾趋。起立，以脚徐徐前踏。又握固，以手前后策。各三遍。

第七鸳翔。以手向背上相捉，低身，徐徐宛转。各五遍。

第八熊奋。迅以两手相叉，翻复向胸臆，抱膝头上宛转，各三遍。

第九寒松控雪。大坐，手据膝，渐低头，左右摇动，徐徐回转，各三遍。

第十冬柏凌风。两手据床，或低或举，左右引，细拔回旋。各三遍。

第十一仙人排天。大坐，斜身偏倚，两手据床如排天，左右同。

第十二凤凰鼓翅。两手交捶膊并连臂，反捶背上连腰脚，各三。数度为之，细拔回旋，但取使快为主，不得过度，更至疲顿。

二十、十六段锦（明）

【提要】

十六段锦，是由明朝初年逾百岁的著名养生家冷谦参考八段锦、五脏导引法等多种导引功法所创编的一套导引术式。冷谦言："导引方法，根据修养家所谈，无虑数百，今取其要约切当这十六条，大概都可以包括了，定期总名为十六段锦。"（《修龄要旨》，下引同。）

此套功法的特点是：在习练开始及结束时，须闭目握固、冥心叩齿；习练宜于"气清腹虚"之时，故要在"夜半及平旦将起之时为之"。长期习练十六段锦，既可祛除各种病症和不适，又可保健养生，具有通利经脉、活络关节、运行气血、疏解病邪、调和脏腑、祛病强身的作用，明太医院官尤乘曾称赞道："能日行一二遍，久久身体轻健，百病皆除，走及奔马，不复疲乏。"本功法适于体健养生人群及有相应不适者习练。

此篇源自冷谦的养生专著《修龄要旨》。

【功法】

1. 自然端坐，调节呼吸，两眼微闭，两手握拳，安神息虑，叩齿三十六次。然后两臂屈肘，两手抱住颈项，头尽量向左右两侧摆动，连做二十四次。能祛除两胁的积聚风邪。

2. 两臂屈肘，两手手指在胸前相叉，掌心向内。翻掌向上推出，使掌心向上；待两臂推直后，再翻掌收回胸前，反复做二十四次。而后两手手指相叉，以掌心按压颈项二十四次。能祛除胸膈间邪气。

3. 两臂屈肘，用两手掩两耳，两手掌心对耳孔，掌根向前，手指贴住脑后，然后以食指压在中指上，再用食指徐徐滑下，弹击脑后凹陷处。连做二十四次。能祛除项后风池穴的邪气。

4. 两手相重叠，先以掌心按压左膝，同时上身向左侧扭转，再用掌心按压右膝，同时上身向右扭转。连做二十四次。能祛除肝脏风邪。

5. 左臂在胸前慢慢用力向前推直，同时右臂屈肘，慢慢用力向后拉，如引弓射箭。两臂交替动作，轮流进行，连做二十四次。能祛除臂腋的积聚风邪。

6. 正身端坐，两臂侧举，伸展两手，然后头向左右两侧扭转，眼睛随头扭转的方向尽量向后看，同时肩膊也随头的方向一起扭转。连做二十四次。能祛除脾脏的积聚风邪。

7. 两手握拳，以拳面抵住两侧肋部，然后两肩交替前后摆动，连做二十四次。能祛除腰肋间风邪。

8. 左臂下垂，右臂屈肘，右手半握拳，然后以拳眼处上下叩击左臂；右臂下垂，左臂屈肘，左手半握拳，然后以拳眼处上下叩击右臂。左右交替，各做二十四次。两臂背后屈肘，两手半握拳，然后以拳眼处交替叩击脊背、腰部以及臀部，连做二十四次。能祛除四肢和胸臆邪气。

9. 正身端坐，两臂先同时慢慢用力向左侧上方推举，手指伸直，掌心向上，同时上身斜向右侧；两臂同时慢慢用力向右侧上方推举，手指伸直，掌心向上，同时上身斜向左侧。左右交替进行，连做二十四次。能祛除肺脏积聚的风邪。

10. 正身端坐，两腿向前伸直，脚跟着地，脚尖朝上，然后低头，上身前屈，两手向前攀两脚，连做十二次。两腿屈膝，左小腿放在右膝上，右小腿放在左膝上，两手分别按摩两腿，连做二十四次。能祛除心胞和经络的邪气。

11. 站立，两手向前撑地，屈膝，上身下缩，同时前俯，然后用力蹬腿，将臀部举起，同时背部用力上挺，做十三次。能祛除心脏和肝脏积聚的风邪。

12. 正身站立，上身后仰，两手向后撑床。上身向左扭转，同时眼睛尽量向左后看；上身向右扭转，同时眼睛尽量向左后看。左右交替，连做二十四次。能祛除肾脏风邪。

13. 站立，两臂自然下垂，两手握拳，缓步向前走。步行时，同手同脚进行。即左腿向前迈，同时左臂向前摆，右臂向后摆；右腿向前迈，同时右臂向前摆，左臂向后摆。连做二十四次。能祛除两肩之风邪。

14. 自然站立，两臂在背后屈肘，两手相握，然后上身前屈，以前、左、后、右或前、右、后、左的顺序，慢慢做上身的转动，连做二十四次。能祛除两胁之风邪。

15. 自然站立，两脚相互交叉向前走，先以左脚向右脚外侧迈步，再以右脚向左脚外侧迈步。两脚交替动作，向前走数十步。

16. 平坐，两腿向前伸直，两腿内旋，使两脚尖相对；然后两腿外旋，使两脚跟相对。反复扭动，连做二十四次。能祛除两脚和两腿的风邪。

以上十六节动作做完以后，冥心端坐，两目微闭，两手握成拳，舌抵上腭，在嘴中搅取津液，待津液满口后，鼓漱三十六次，用力咽下，咽液时发出汩汩声。继而暂停呼吸，意想丹田起火，自下而上，烧烙全身，全身温热而止。

【原文】

1. 先闭目握固，冥心端坐，叩齿三十六通。即以两手抱项，左右宛转二十四。以去两胁积聚风邪。

2. 复以两手相叉，虚空托天，按项二十四。以除胸膈间邪气。

3. 复以两手掩两耳，却以第二指压第三指，弹击脑后二十四。以除风池邪气。

4. 复以两手相捉，按左膝左捩身，按右膝右捩身，二十四。以去肝家风邪。

5. 复以两手一向前，一向后，如挽五石弓状。以去臂腋积邪。

6. 复大坐，展两手，扭项左右反顾，肩膊随转二十四。以去脾家积邪。

7. 复两手握固，并拄两肋，摆撼两肩，二十四。以去腰肋间风邪。

8. 复以两手交锤臂及膊，反锤背上，连腰股，各二十四。以去四肢胸臆之邪。

9. 复大坐，斜身偏倚，两手齐向上，如排天状，二十四。以去肺间积邪。

10. 复大坐，伸脚，以两手向前，低头扳脚十二。次却钩所伸脚，屈在膝上，按摩二十四。以去心胞络邪气。

11. 复以两手据地，缩身曲脊，向上十三举。以去心肝中积邪。

12. 复起立据床，扳身向背后视，左右二十四。以去肾间风邪。

13. 复起立，徐行，两手握固，左足前踏，左手摆向前，右手摆向右；右足前踏，右手摆向前，左手摆向后。二十四。去两肩之邪。

14. 复以手向背上相捉，低身，徐徐宛转，二十四。以去两胁之邪。

15. 复以足相扭而行前，数十步。

16. 复高坐，伸腿，将两足扭向内，复扭向外，各二十四。以去两足及两腿间风邪。

行此十六节讫。复端坐，闭目、握固、冥心，以舌抵上颚，搅取津液满口，漱三十六次，作谷谷声咽之。

二十一、却病八则（明）

【提要】

却病八则出自明代冷谦《修龄要旨》。该法共八节，包括自我按摩、吐纳和肢体曲伸活动；习练姿势有坐式、立式和卧式三种，以自我按摩为主，并结合穴位进行。整套术式动作较全面，运动量不大，适于老年及病弱之人习练。

此篇源自冷谦《修龄要旨》，原文采自《中国导引强身术》。

【功法】

1. 平坐，左腿屈膝抬起，将左小腿置于右大腿上，左手握住左脚趾，右手摩擦脚底涌泉穴，不计次数，以脚底感到热为限。接着左脚做绕环运动，活动踝关节。放下左腿，右腿屈膝抬起，右小腿置于左大腿上，用手握住右脚趾，以左手摩擦脚底涌泉穴，不计次数，以脚底感到热为限。接着右脚做绕环运动，活动踝关节。左右交替进行，当觉得疲倦时，可休息一会儿再做。本功法也可让别人帮自己做，但自己做效果更好。长期习练，能祛除湿气，固实真元之气。

2. 临睡觉时，可坐在床上，两小腿自然下垂，解开衣服，闭住气息，以舌抵上腭，眼睛向额上看，同时收缩肛门，用两手擦摩肾俞穴，各一百二十次。擦摩次数越多，效果越好。长期习练，能防治遗精和早泄，治疗腰痛。

3. 用两手大拇指指腹按揉两眉后的太阳穴，二十七次。两手掌相对摩擦，使掌心发热后，熨摩两目、颈项和耳根处，二十七次。手指叉开，用手从前额向头顶方向，倒梳头发二十七次。长期习练，使人耳聪目明，视力增强。

4. 站立，两脚并拢，面向墙壁的暗处，左臂在头后屈肘，左手抓住右眼鱼尾处，向右侧拉，同时头向右扭转，眼睛向右后光亮处看，做九次。右臂在头后屈肘，右手抓住左眼鱼尾处，向左侧拉，同时头向左扭转，眼睛向左后光亮处看，做九次。长期习练，能治疗两眼红痛。如果是单眼有疾，则只向一侧做即可。

5. 静坐，闭住气息，深吸一口气送至下丹田，使胸腹鼓起，同时两臂做模仿引弓射箭的动作，左右各做四次。待感到体内气满时，再分五至七次用口将气慢慢吐出，并发出"呵"字音。长期习练，能治疗四肢烦闷、背脊凝滞。

6. 俯卧，去掉枕头，两腿并拢伸直，两脚尖着地，脚跟朝上，然后以鼻吸鼻呼法做呼吸运动四次。呼吸时，当气从鼻中呼出后，要轻微地用鼻吸气，使鼻没有吸气的感觉。长期习练，能祛除内热及脊背疼痛。

7. 端坐，腰部挺直，左臂慢慢用力向上推举，手指伸直，掌心向上；同时右手按住右胁，以鼻吸鼻呼法做深呼吸七次。能祛除瘀血和结气。又，端坐，腰部挺直，右臂慢慢用力向上推举，手指伸直，掌心向上；同时左手按住左胁，以鼻吸鼻呼法做深呼吸七次。长期习练，能治疗胃寒和消化不良。

8. 凡是经过危险的道路，或走到庙宇神像处，心有疑忌感到胆寒时，可以舌抵上腭，使津液满口，鼓漱咽下，做十二次。又用左手的食指和中指，按捏两鼻孔之间的隔肉。又，叩齿七次。能抑止百邪。

【原文】

平坐，以一手握脚趾，以一手擦足心赤肉，不计数目，以热为度。即将脚趾略转动，左右两足心更手握擦，倦则少歇。或令人擦之。终不若自擦为佳。此名涌泉穴。能除湿气，固真元。

临卧时，坐于床，垂足、解衣、闭息，舌拄上腭，目视顶门，提缩谷道，两手摩擦两肾俞。各一百二十。多多益善。极能生精固阳，治腰痛。

两眉小穴中，为上元六合之府。常以大指骨曲按三九遍。又搓手熨摩两目、颈上及耳根，逆乘发际，各三九。能令耳目聪明，夜可细书。

并足壁立，向暗处，以左手从项后紧攀右眼，连头用力，反顾亮处九遍。右手亦从项后紧攀左眼，扭顾照前。治双目赤涩火痛。单病则单行。

静坐闭息，纳气猛送下，鼓动胸腹。两手做挽弓状，左右数四。气极满，缓缓呵出五七通。快即止。治四肢烦闷，背急停滞。

覆卧，去枕，壁立两足，以鼻纳气四，复以鼻出之四。若气出之，极令微气再入鼻中，勿令鼻知。除身中热及背痛之疾。

端坐，伸腰，举左手仰掌，以右手承右胁，以鼻纳气，自极七息。能除瘀血结气。端坐，伸腰，举右手仰掌，以左手承左胁，以鼻纳气，自极七息。能除胃寒，食不消。

凡经危险之路、庙貌之间，心有疑忌，以舌拄上腭，咽津一二遍。左手第二第三指，按捏两鼻孔中间所隔之际，能遏百邪。仍叩齿七遍。

二十二、逍遥子导引诀（导引却病歌诀）（明）

【提要】

逍遥子导引诀，又称作导引却病歌诀。逍遥子，姓戚，道名逍遥。沈汾《续仙传》载："戚氏，道名逍遥，冀州南宫人也。父教授生徒以自资，而逍遥十余岁，情颇清澹，不为儿戏，有好道心。"

这套术式为十六句五言诗，利于习练者习诵；且每一句五言诗后，都附有具体的动作要领。这十六句歌诀中，包含了咽津、导引真火、固精、意守丹田、鼓动呵气、兜礼、叩齿、任督导引、转睛、掩耳闭息存想、托天踏地、涂津搓面、病所干浴和存神入丹田等修炼方法，能祛病养生，习练后可收到延年益寿的效用。适于各类人群习练。

此篇源自冷谦《修龄要旨》。

【功法】

1. 水潮除后患：每于清晨睡醒时，起身端坐，然后集中神志，停止思虑，先舌抵上腭，再口唇轻闭，用鼻吸气，以口呼气，呼吸细匀柔和。待口中津液满溢时，再鼓漱，分三次咽下，并用意念直送至下丹田。长期习练本功法，可抑制五脏邪火，使四肢气血流畅，诸疾不生，消除隐患，老而不衰。

2. 起火得长安：分别于半夜子时和中午午时这两个时辰，或坐或卧或立，全身放松，排除杂念，息心静虑，自然呼吸。存想真火自左足底涌泉穴起，沿左腿上行脊背，循督脉，一直到头后玉枕穴，再经过两眉之间的泥丸处，从前中线任脉下降，入丹田。如此反复，连做三遍。然后，存想真火自右足底涌泉穴起，沿右腿上行脊背，循督脉过玉枕，上泥丸，复由前中线任脉下降，入丹田，也做三次。长期习练本功法，可使百脉流通，五脏不凝滞，四肢发达，关节灵活。

3. 梦失封金匮：情欲冲动，则欲火旺盛；欲火旺盛，则精神疲劳；精神疲劳，则梦遗滑精。每于临睡前，着床而坐，两脚自然前伸，全身放松，排除杂念，息心静虑，鼻吸口呼，呼吸细匀柔和。先用左手，再用右手，分别按揉脐腹各十四次，然后两手一起按揉胸胁及脘腹，同时上身向左右两侧屈体，各连做七次。正坐不动，头正颈直，两手握拳，息心静虑，待气息平定后，用鼻缓缓深吸，同时用意念将气引入腹部丹田，而后用口缓缓呼出。反复连做数次后，屈膝侧卧。长期习练本功法，可止梦遗。

4. 形衰守玉关：思虑不止，万事劳形，是人体衰弱的重要原因。要想返老还童，非金丹不可，而金丹却非易得。故真正善于养生之人，于坐卧行立之时摒弃杂念，意守丹田，默默地运转神气，且要持之以恒，日久定能气透尾闾、夹脊、玉枕三关，贯通任督，从而可生长精气，使形体健壮，达到抗衰老、延年益寿之效。

5. 鼓呵消积聚：积聚有两种，一种是因食而积聚；一种是因气而积聚。长时间的积聚必使脾胃受伤，医药难治。因此，人们平时就应注意节制饮食，戒除怒气，不使积聚产生。患者当正身站立，两脚分开，与肩同宽，两膝微屈，两手轻靠两腿侧，含胸拔背，头正颈直，排除杂念，息心静虑，用鼻缓缓吸气，吸足后闭气，鼓动胸腹上下，至极欲呼出，用口缓缓吐气，同时发"呵"字音。如此反复吸呵，连做三十五次而止。

6. 兜礼治伤寒：元气亏虚，则皮肤、肌肉的纹理不密，脏腑不固，易为风寒所伤。凡患此病者，可盘腿正坐，全身放松，排除杂念，息心静虑。两手紧紧兜住阴囊，用鼻徐徐吸气，吸足后闭气。在心中存想真气自尾闾上升，经过夹脊，透入泥丸，然后用口缓缓呼气，呼气时意念邪气随之外逐。接着，俯身低头，如叩头礼拜状，连做多次，以微微汗出为度。此法可治疗风寒所伤。

7. 叩齿牙无疾：牙齿有病，主要由脾胃之火熏蒸引起。故每天早晨醒来时，宜披衣坐起，息心静虑，舌抵上腭，上下齿互叩三十六次。然后用舌头在牙齿的外上、外下、里上、里下，依次轻轻搅动十次。待津液满口后，用力鼓漱咽下，连做三次。另外，在小便时，要闭住嘴巴，咬紧牙关，直到小便解完后才放松，这样也能防止牙病的产生。

8. 升观鬓不斑：凡人思虑太过，往往会引起神耗气虚，致血败而生斑，故养生者应在每日的半夜子时和中午午时这两个时辰，正身端坐，全身放松，排除杂念，息心静虑，两眼微闭，内视泥丸，存想气循督脉自尾闾上升，上脊背，过玉枕，上泥丸，由任脉下降，直到关元、气海穴，如此反复导气运行九次。长期习练本功法，可使气血充足，头发变黑。

9. 运睛除眼翳：凡眼睛生角膜病并留下疤痕者，主要是因为伤热、伤气、胆虚、肾虚所致。如长时间不注意治疗，最终会导致眼睛失明。其导引疗法是：每于睡醒后，盘腿坐定，口唇轻合，双目微闭，凝神息虑，先顺时针、后逆时针方向运转眼球，各做七次。然后，紧闭双目片刻，忽然瞪大眼睛，连做多次。长期习练本功法，可使内障外翳自散。注意切忌色欲和书写小字。

10. 掩耳去头旋：凡邪风入脑，虚火上攻，都会引起头目昏眩，导致前额头或头一侧疼痛。经常这样，还会导致中风、半身不遂。其导引疗法是：取坐式，上身挺直，息心静虑，用鼻徐徐吸气后闭气，然后以两手掌心按两耳，要求掌心每重按一下，即迅速提起，连做三十五次。而后上身前屈，以头触膝三十五次。又，集中心神，存想元气、神气，并用意念引导二气，上走泥丸，以驱除邪气。长期习练本功法，可使风邪自然散去。

11. 托踏应轻骨：四肢要经常活动，以增进健康，这和户枢不朽的道理是一样的。因此，凡熊经鸟伸，吐纳导引，皆为养生之术。养生者平时可站立，全身放松，自然呼吸，两臂慢慢用力向上推举，手指伸直，掌心向上，如擎巨石，保持这一姿势的同时，两脚前后踏步，并集中意念，存想神气，呼吸十四次而止。呼气时按四时不同季节，分别做春嘘、夏呵、秋呬、冬吹。长期习练本功法，可使人身轻体健，耐寒耐暑。

12. 搓涂自美颜：凡面色憔悴，一般多由心思过度，劳碌不谨所引起。其引导之法是：每于晨起，静心端坐，闭目凝神，存养神气，自内达外。两手掌相对摩擦，使掌心发热后，上下左右按摩面部七次，然后取口中津液涂于面部后，再按摩数次。只要坚持习练半月，便见疗效。长期习练本功法，可使人皮肤光润，容颜悦泽。

13. 闭摩通滞气：体内如果有气凝滞，就会产生痛感；如果有血凝滞，就会产生肿胀。因此，凝滞之患，不可不注意。其导引疗法为：或坐或卧，排除杂念，息心静虑，用鼻吸气，然后闭气，先用左手按摩凝滞处四十九次，后用右手按摩凝滞处四十九次，再取口中津液涂抹在凝滞之处。此法坚持做七天，能使气血通畅，消除凝滞之患。这与养生家常说的"干沐浴"，道理相同。

14. 凝抱固丹田："元神一出便收来，神返身中气自回，如此朝朝并暮暮，自然赤子产真胎。"这四句七言诗，是养生家形容凝抱之功的。具体说来，即平时常静坐，存想元神二气，使之入于丹田。然后随意念所导，进行呼吸运动。十日后便能使丹田完固，百日后能使灵明渐通。需要注意的是，在练习凝抱功时，不可或做或停，间断进行。

15. 淡食能多补：五味对五脏来说，各有所宜。如果不注意所宜，必然会使身体亏损。一般说来，以淡食为好。所谓淡食，就是辛、酸、甘、苦、咸都宜冲淡，不使味浓。诚然，冲淡又不等于弃绝五味，绝五味也不符合养生之道。正如养生家所云："断盐不是道，饮食无滋味。"所谓"淡"乃相对"浓"而言，就如精美的食物吃多了，要吃素食一样。

三千功形从兹始，天鉴行藏行有之。

16. 无心得大还：所谓大还之道，即圣道也，也就是养生之道。所谓无心者，是指内心能常保持清静。古人认为，人能常保持清静，能与天地同归，还怕什么养生之道不可传，养生之道不可得呢？至于怎样保持清静？已经说得很多了，现唯有靠养生者自己去体会，去实践。养生者要创造一个清静美妙的环境，那是很容易的事情。正如口诀所言：

有做有为云至要，无声无息语方奇，
中秋午夜通消息，明月当空造化基。

【原文】

水潮除后患：平明睡起时，即起端坐，凝神息虑，舌舐上腭，闭口调息，津液自生，渐至满口，分作三次，以意送下。久行之，则五脏之邪火不炎，四肢之气血流畅，诸疾不生，久除后患，老而不衰。

诀曰：津液频生在舌端，寻常漱咽下丹田，

于中畅美无凝滞，百日功灵可驻颜。

起火得长安：子午二时，存想真火，自涌泉穴起，先从左足行上玉枕，过泥丸。降入丹田，三遍。次从右足，亦行三遍。复从尾闾起，又行三遍。久久纯熟，则百脉流通，五脏无滞，四肢健而百骸理也。

诀曰：阳火须知自下生，阴符上降落黄庭，

周流不息精神固，此是真人大炼形。

梦失封金匮：欲动则火炽，火炽则神疲，神疲则精滑而梦失也。寤寐时，调息神思，以左手搓脐二十七，右手亦然。复以两手搓胁，摆摇七。夕咽气纳于丹田，握固良久乃止。屈足侧卧，永无走失。

诀曰：精滑神疲欲火攻，梦中遗失致伤生，

搓摩有决君须记，绝欲除贪最上乘。

形衰守玉关：百虑感中，万事劳形，所以衰也。返老还童，非金丹不可。然金丹岂易得哉。善摄生者，行住坐卧，一意不散，固守丹田，默运神气，冲透三关。自然生精生气，则形可以壮，老可以耐矣。

诀曰：却老扶衰别有方，不须身外觅阴阳，

玉关谨守常渊默，气足神全寿更康。

鼓呵消积聚：有因食而积者，有因气而积者，久则脾胃受伤，医药难治。孰若节饮食，戒嗔怒，不使有积聚为妙。患者当正身闭息，鼓动胸腹，俟其气满，缓缓呵出。如此行五七次，便得通快即止。

诀曰：气滞脾虚食不消，胸中鼓闷最难调，

徐徐呵鼓潜通泰，疾退身安莫久劳。

兜礼治伤寒：元气亏弱，腠理不密，则风寒伤感。患者端坐平足，以两手紧兜外肾，闭口缄息，存想真气，自尾闾升过夹脊，透泥丸，逐其邪气。低头屈仰，如礼拜状，不拘数。以汗出为度，其疾即愈。

诀曰：跏趺端坐向蒲团，手握阴囊意要守，

运气叩头三五遍，顿令寒疾立时安。

叩齿牙无疾：齿之有疾，乃脾胃之火熏蒸。每侵晨睡醒时，叩齿三十六遍。以舌搅牙龈之上，不论遍数，津液满口，方可咽下，每作三次乃止。凡小解之时，闭口咬牙，解毕方开，永无齿疾。

诀曰：热极风生齿不宁，侵晨口漱自惺惺，

若教运用常无隔，还许他年老复丁。

升观鬓不斑：思虑太过，则神耗气虚，血败而斑矣。要以子午时，握固端坐，凝神绝念，两眼令光，上视泥丸，存想追摄，二气自尾闾间上升，下降返回元海，每行九遍。久则神全，气血充足，发可还黑也。

诀曰：神气冲和精自全，存无守有养胎仙，

心中念虑皆消灭，要学神仙也不难。

运睛除眼翳：伤热伤气，肝虚肾虚，则眼晕生翳。日久不治，盲瞎必矣。每日睡起时，跌坐凝思，塞兑垂簾，将双目轮转十四次。紧闭少时，忽然大瞪。久行不替，内障外翳自散。切忌色欲，并书细字。

诀曰：喜怒伤神目不明，垂簾塞兑养元精，

精生气化神来复，五内阴魔自失惊。

掩耳去头旋：邪风入脑，虚火上攻，则头目晕眩，偏正作痛。久则中风不语，半身不遂，亦由此致。治之须静坐，升身闭息，以两手掩耳，折头五七次。存想元神，逆上泥丸，以逐其邪，自然风邪散去。

诀曰：视听无闻意在心，神从髓海逐邪氛，

更兼精气无虚耗，可学蓬莱境上人。

托踏应轻骨：四肢亦欲得小劳，譬如户枢终不朽。熊鸟演法，吐纳导引，皆养生之术也。平时双手上托，如举大石。两脚前踏，如履平地。存想神气，依按四时，嘘呵二十七次。则身轻体健，足耐寒暑。

诀曰：精气冲和五脏安，四肢完固骨强坚，

虽然不得刀圭饵，且住人间作地仙。

搓涂自美颜：颜色憔悴，所由心思过度，劳碌不谨。每晨静坐闭目，凝神存养，神气冲胆，自内达外。以两手搓热拂面，七次。仍漱津涂面，搓拂数次。行之半月，则皮肤光润，容颜悦泽，大过寻常矣。

诀曰：寡欲心虚气血盈，自然五脏得和平，

衰颜仗此增光泽，不羡人间五等荣。

闭摩通滞气：气滞则痛，血滞则肿，滞之为患，不可不慎。治之须澄心闭息，以左手摩滞七七遍。右手亦然。复以津涂之。勤行七日，则气血通畅，永无凝滞之患。修养家所谓干沐浴者，即此义也。

> 诀曰：荣卫流行不暂休，一才凝滞便堪忧，
>
> 谁知闭息能通畅，此外何须别计求。

凝抱固丹田：元神一出便收来，神返身中气自回，如此朝朝并暮暮，自然赤子产真胎。此凝抱之功也。平时静坐，存想元神，入子丹田，随意呼吸。旬日丹田完固，百日灵命渐通。不可或作或辍也。

> 诀曰：丹田完固气归根，气聚神凝道合真，
>
> 久视定须从此始，莫教虚度好光阴。

淡食能多补：五味之于五脏，各有所宜。若食之不节，必至亏损。孰若食淡谨节之，为愈也。然此淡亦非弃绝五味，特言欲五味之冲淡耳。仙翁有云：断盐不是道，饮食无滋味。可见其不绝五味。淡对浓而言，若膏粱过度之类，如吃素是也。

> 诀曰：厚味伤人无所知，能甘淡薄是吾师，
>
> 三千功形从兹始，天鉴行藏行有之。

无心得大还：大还之道，圣道也。无心者，常清常静也。人能常清静，天地悉皆归，何圣道之不可传，大还之不可得哉。清静已经备言之矣，修真之士，体而行之。欲造夫清真灵妙之境，若反掌耳。

诀曰：有作有为云至要，无声无息语方奇，

中秋午夜通消息，明月当空造化基。

二十三、灵剑子导引法（明）

【提要】

灵剑子导引十六势，托名许旌阳所创。许旌阳，名逊，字敬之，晋代道士。传说东晋宁康二年（374），他在南昌西山，举家四十二人拔宅飞升。宋代封其为"神功妙济真君"，故后世又称许真君。此功法在《道藏》和高濂的《遵生八笺》中皆有记载。许旌阳认为"凡欲胎息、服气，导引为先"（《正统道藏·洞亥部》下引同）。导引能够"开舒筋骨，调理血脉，引气臻园"。导引虽是"摩拭手脚，偃亚楗拳，伸展拿搦"一类的肢体活动，但能使"诸疾退散""病能痊愈""五脏六腑神气通去往来"，有着明显的健身祛病功效。

本功法根据"五脏与四时相应"的原理立法，春练肝，夏练心，秋练肺，冬练肾，四季末十八日练脾，每季四势，共计十六势。本法简单易行，尤其适合老年人习练。具体习练时，可根据体质情况、病症不同，结合时令特点，分别选择相关功法。

此篇源自《道藏》第十七册。

【功法】

1. 补肝一势：平卧床上，两足自然分开，与肩同宽，全身放松，意守丹田，自然呼吸，鼻吸口呼。呼气时，两手捂口（不能紧捂），取呼出之水津气，轻摩面部。摩面时闭气，待闭至欲吸气，暂停摩面，徐徐吸气，接着呼气。重复上述动作摩三十至五十次。此法宜于饭后习练，可使人面色华润。又，两手掌相对摩擦，使掌心发热后按摩面部，可使人面色光润，不生皱纹。若能坚持习练三年，可使面色娇嫩如少女，改善视力，祛除体内各种旧疾。

2. 补肝二势：平身正坐。两脚前伸或盘腿而坐，含胸拔背，自然呼吸。吸气后闭气，两臂胸前屈肘，两手在胸前十指交叉，互相紧夹，两臂向两边用力，即左臂用力向左侧拉，同时右臂用力向右侧拉，相互争力。反复拉动五次，本势能治疗肝中风。后，十指相叉不松动，两手一并上提，上头，过头顶，下项，掩压项后。压定，两手往前压，头部用力往后仰，使头项与两手互相争力。如此一压一仰，反复做之。本势能去热毒、肩痛、积聚、风气不散、目视不明等症。

3. 补肝三势：平坐，吸气后闭气，两手相叠，以掌心按压左侧大腿，上身向右侧倾，待倾向右侧，至不能再倾，改为向左侧倾；待倾向左侧至不能再倾，改为向右侧倾，如此反复，左右互倾。至欲呼气，恢复含胸正坐姿势，徐徐呼气，接着吸气。吸气后闭气，两手改为按压右侧大腿，其余动作同上，左右交互。反复做五遍。本势有舒达胸胁、腰背部气血的作用，善祛胸脯腰背间风毒，兼能补肝明目。

4. 季春补脾一势：春末十八日（谷雨十五日及谷雨前三日），盘腿正坐，含胸拔背，全身放松，意守腹部丹田，自然呼吸。吸气后闭气，两手徐徐上提，在胸前部左手向左上方推出，右手向右下方按压，如此一推一按，左右手作拉弓射箭状，眼看向左手。至欲呼气，两手内收，下按两膝上，按定，徐徐呼气，接着吸气。吸气后闭气，左右手互换，以上动作各做十四次。本势能祛除胸胁及胸膈结聚风气，治疗脾脏的各种疾病。

5. 补心一势：盘腿正坐，意守丹田，全身放松，两手掌心向下，分别轻按两侧大腿。自然呼吸，深吸气后闭气，上身向左右两侧倾倒，倾倒的幅度宜大，以不至倒地为止；倾倒之势宜猛，犹如排山倒海之状。同时两臂屈肘，两臂一起用力慢慢向对侧前方推出，手指向上，掌心向前。倾倒时仍要保持含胸拔背姿势，腰部不弯曲，胸胁舒展。反复做之，待至欲呼气，暂停倾倒，徐徐呼气，慢慢吸气。吸气后闭气，重复上述动作十四遍。本势能祛除腰脊风冷，消散脚气，具有宣通五脏、补心益智的功效。

6. 补心二势：含胸拔背，两手分别按压两侧大腿，自然呼吸。深吸气后闭气，右手按压不动，左手缓缓上抬，在胸前部先向内、复向外、继而向上翻掌，同时手臂上举，尽力向上托举，如托千斤巨石。至欲呼气，左手慢慢下收，在胸前改为掌心朝下，慢慢下移，轻按左侧大腿上，按定，徐徐呼气，慢慢吸气。如此两手一按一托，互相交换，反复做十四遍。本势能祛除两胁间风毒，具有治疗心脏病症及通和血脉的功效。

7. 补心三势：盘腿正坐或自然站立。深吸气后闭气，两臂屈肘，两手在胸前十指相合，手指并拢伸直，互相紧夹，两臂同时急促向前伸直，然后猛力收回两臂于胸前，复伸直、收回，反复伸缩，至欲呼气，两手暂停活动，在胸前向两边分开，慢慢下垂，按压两侧大腿上。如此反复，连做十四遍。本势能祛除胸胁滞气，宣散关节痹痛，养心调神。

8. 季夏补脾一势：夏末十八日（大暑十五日及大暑前三日），盘腿正坐，含胸拔背，全身放松，意守丹田，自然呼吸。吸气后闭气，两手徐徐上提，在胸前部手指向上竖起，十指张开，手指伸直，掌心向前，然后两手保持不动，以腰部使劲，上身先向后仰，再向前倒，反复练之。至欲呼气，停止俯仰，恢复含胸拔背姿势，两手手指自然收拢，下按两膝上。如此反复连做三遍。本势可调养脾脏，益气养心，祛除腰、脊、膝风痹，消散膀胱风气。

9. 补肺一势：或坐或立，含胸拔背，排除杂念，全身放松，意守丹田，自然呼吸。深吸气后闭气，两臂屈肘，两手在胸前十指交叉，上头，过头顶。以掌心抱住脑后，两手带动头部向左右两边旋转，至欲呼气时，头转向正前方，暂停旋转，十指分开，两手慢慢下移，轻按膝上。然后徐徐呼气，慢慢吸气。吸气后闭气，两手上提，十指交叉，以掌心抱住脑后，两手带动头部向前后俯仰。下俯时两手用力下按，后仰时两手紧抱不松动，但不用力，靠头的作用而后仰。俯仰至欲呼气时，暂停俯仰，保持含胸拔背正坐姿势。十指分开，两手下移，然后呼气、吸气。吸气后闭气，重复左右旋转动作。如此旋转、俯仰、旋转，反复做五遍。本势能祛除胁胸背间风气，治疗肺脏的各种疾病，具有宣通头颈经脉的功效。

10. 补肺二势：承上，深吸气后闭气，两臂屈肘，两手在胸前十指交叉，上头，以掌心抱住头顶，在头顶上左右拉动。至欲呼气时，暂停拉动手指，分开，两手慢慢下移，轻按膝上，然后徐徐呼气，慢慢吸气。吸气后闭气，重复上述动作。如此反复，连做十遍。本势能祛除关节中风气，治疗肺脏的各种疾病。

11. 补肺三势：盘腿正坐，含胸拔背，排除杂念，全身放松，自然呼吸。深吸气后闭气，两手上提，在胸前握拳。轻击两小腿胫部，至欲呼气，暂停击打，手指松开，掌心向下，轻按两侧大腿，然后徐徐呼气、吸气。吸气后闭气，两手握拳，击打腿部，如此反复，连做十一遍。击打小腿后，两手轻按膝上，舌抵上腭，两唇微合，呼气后闭气，上下齿轻轻相叩，连叩三十六次。叩毕，徐徐吸气，然后连同叩齿时产生的口中津液一并咽下，意守丹田，静坐十五分钟。本势能祛除胸、膊、膈和胁中之气，治疗肺脏的各种疾病。

12.季秋补脾一势：秋末十八日（霜降十五日及霜降前三日）盘腿而坐，含胸拔背，全身放松，意守丹田，自然呼吸。吸气后闭气，两臂屈肘，两手在胸前十指相叉，上头，在头顶上十指紧夹，两手向两边用力，反复拉动。至欲呼气，停止拉动，十指松开，两手下移，轻按膝上，然后呼气，吸气。吸气后闭气，复十指交叉，在头顶上拉动。如此反复连做五遍。本势能祛除胁下积滞风气和膈气，具有治疗脾脏及四肢疾病，增进食欲的功效。

13.补肾一势：着地平坐，两足前伸，含胸拔背，全身放松，意守丹田，自然呼吸。深吸气后闭气，两手缓缓上提，在胸前十指交叉后，尽量向前伸出，同时一足内屈，置于所叉两手内，内屈之足用力往前蹬，使两手与足互相争力。待欲呼气，暂停前蹬，十指松开，两手内收，所屈之脚向前平伸，然后呼气，接着吸气。吸气后闭气，换右足，左右交替，各做五次。本势能治疗腰脚不灵活、肾气冷痹、膝中疼痛等病症。

14.补肾二势：平坐，两腿向前伸直，以脚跟着地，脚尖朝上，自然呼吸，深吸气后闭气，然后上身前屈，用两手扳两脚趾，扳至欲呼气，恢复挺胸拔背正坐姿势，两手内收，轻按两侧大腿上，然后呼气、吸气。吸气后闭气，上身微往前俯，复伸两手扳动脚趾，如此反复，连做五遍。本势能祛肾脏诸疾，治腰脚痹痛，有很好的保健强身作用。

15. 补肾三势：着地平坐，两足前伸，全身放松。深吸气后闭气，屈左膝，左腿内收，以左手抱左脚；同时，右手慢慢上提，上肩，过头顶，在项后屈肘抱头。两手一手抱膝，一手抱头，同时带动腿膝、头部做前后俯仰、左右倾倒活动。腿膝、头部同时活动有困难的话，可分开来活动。先以左手带动左膝活动，再以右手带动头部活动；或反之。至欲呼气，暂停活动，两手松开，移放两侧大腿上，左腿平伸，头放正，挺胸收腹，然后呼气，接着吸气。吸气后闭气，换右膝、右腿，左右交换。如此反复，连做五遍。本势能祛除骨节间风、膀胱肾气，治疗肾脏各种疾病，具有宣通血脉的功效。

16. 季冬补脾一势：冬末十八日（大寒十五日及大寒前三日）盘腿正坐，全身放松，意守丹田，自然呼吸。吸气后闭气，两臂一齐慢慢用力向上推举，手指伸直，掌心向上，同时上身后仰。至欲呼气，停止习练，两手下收，轻按膝上，然后呼气、吸气，吸气后闭气。反复习练同上。如此反复做三遍。本势能治疗脾脏的各种疾病。

【原文】

一势，以两手掩口，取热气及津液摩面，上下三五十遍。食后为之，令人华润。又以两手摩拭面，使极热。令人光泽不皱。行之三年，色如少女。兼明目，散诸故疾从肝脏中出肩背。

二势，平身正坐，两手相叉，争力为之，治肝中风。掩项后，使面仰视之，使项与手争力。去热毒、肩疼痛、目视不明、积聚、风气不散。

三势，以两手相重，按腔拔去，左右极力。去腰间风毒之气及胸膈，补肝兼能明目。

四势，左右射雕，去胸胁及胸膈结聚风气，脾脏诸疾。来去用力为之，凡一十四遍，闭口，使心随气到以散之。

五势，大坐，斜身，用力偏敲，如排山势，极力为之。去腰脊风冷，宣通五脏六腑，散脚气。左右同，补心益智。

六势，以一手按膑，一手向上，极力如拓石。去两胁间风毒，治心脏，通和血脉。左右同，闭气为之。

七势，常以两手合掌，向前，筑去臂腕，心脏风劳，宣散关节。

八势端身正坐，舒手指直上，反拘三举，前屈。去腰脊脚膝痹风，散膀胱气。前后同。

九势以两手抱头项，宛转回旋，俯仰。去胁胸背肩风气，肺脏诸疾，宣通项脉。左右同。

十势以两手相叉头上，过去左右伸曳之，十遍。去关节中风气，治肺脏诸疾。

十一势以两手拳脚胫下十余遍，闭气用力为之。此能开胸膊膈气，去胁中气，治肺脏诸疾。行完，叩齿三十六通，以应之。

十二势以两手相叉于头上，与手争力，左右同。治脾脏四肢，去胁下积滞风气、膈气。使人能食，闭气为之。

十三势以两手相叉，一脚踏之，去腰脚拘束、肾气冷痹、膝中痛诸疾。

十四势大坐，伸手指，缓拘脚趾，治脚痹诸风注气、肾脏诸毒气、远行脚痛不安。

十五势以一手托膝反折，一手抱头，前后左右为之，去骨节间风，宣通血脉、膀胱肾气、肾脏诸疾。

十六势以两手耸上，极力三遍。去脾脏诸疾不安。

二十四、十二般导引法（明）

【提要】

十二般导引法收录于《道藏·三洞枢机杂说》。本功法将导引和静坐、叩齿、咽液相配合，须在"每朝凌晨或五更初"习练进行；习练前，须"澄心静虑，据固存神，端严敷坐，屏绝缘务，寂无思念"，要"想身于无身之中，存心于无好之境"，然后"叩齿七通，咽液七数"。咽液时须用意念送至下丹田，再"舒展体骨，为十二般导引"。本功法适于中老年人养生保健。

此篇源自《道藏》。

【功法】

1. 通百关：坐地上，两腿向前伸直，脚跟着地，脚尖朝上，然后上身前屈，以两手攀住两脚脚趾，做三次。同时咽液三次，吸气三次，吸气后不呼气。

2. 左推右推：先以左手掌沿左膝向下推摩左小腿至脚背处，同时以右手掌推摩左腿小腿肚，做三次。再以右手掌沿右膝向下推摩右小腿至脚背处，同时以左手掌推摩右腿小腿肚，做三次，每次推摩时须配合咽液和吸气。

3. 单展足：先以左腿站立，左手扶床，右腿屈膝抬起，以右手握住右脚掌用力向内攀，同时右腿用力向外蹬直。两腿交替动作，各做三次，每次须配合咽液和吸气。

4. 双攀足：坐地上，两腿向前伸直，脚跟着地，脚尖朝上，然后上身前屈，以两手合攀一脚脚趾。左右交替进行，各做三次，每次须配合咽液和吸气。

5. 左右托空：两臂背后屈肘，两手手指相叉，以掌心触背，两肘尽量外展，略与肩平，一直坚持到两肩有酸痛感为止。然后用一手握住乳房，一臂用力慢慢向上推举，手指伸直，掌心向上。两臂交替动作，轮流进行，各做三次，每次须配合咽液和吸气。

6. 托天据地：站立，两臂胸前屈肘，两手手指相叉，掌心向内，然后翻掌向上，两臂一齐用力向上推托，同时头向上仰起。待臂推直后，上身前屈，使头离地面一二寸左右（即腹背运动）。连做三次，每次须配合咽液和吸气。

7. 龙盘凤嘴：坐地上，两臂胸前屈肘，先以左手握住右手腕，再以右手握住左手腕，两肘撑在两腿上。然后左手在上，右手在下，以左手背撑住下腭。左右各做三次，每次须配合咽液和吸气。

8. 凤凰展翼：站立，两臂后摆，两手手指张开，掌心向上，似鸟展翅飞翔之状。然后两臂摆向前，再后摆。反复做三次，每次须配合咽液和吸气。

9. 左摆右摆：两臂屈肘，两手手指相叉，以掌抱住头顶，头向左右两侧摆动。反复各做三次，每次须配合咽液和吸气。

10. 推东推西：两臂胸前屈肘，两手手指相叉，掌心向内，然后翻掌向外推出，使掌心向外。待臂推直后，两臂同时向左右两侧摆动。反复各做三次，每次须配合咽液和吸气。

11. 击天门：两臂胸前屈肘，两手手指相叉，然后以两手大拇指指腹置于鼻梁两侧，上下擦摩。每擦摩七次为一组，做三组，二十一次，每次须配合咽液和吸气。

12. 仙人干浴：两手掌相对摩擦，使掌心发热后，熨摩两目并按摩面部、两耳、项膊。次数以多为佳。

【原文】

1. 通百关。两手攀两脚头三度，三度咽纳，不得出气。

2. 左推右推。以一手串脚胫，攀脚面；又一手推脚肚。如此互换，以三为度。度度咽纳。

3. 单展足。以一手托床，一手攀登脚头。如此互换，各三数。度度咽纳。

4. 双攀足。以两手攀一脚。如此互换三度。度度咽纳。

5. 左右托空。以两手背锁，摆出其肘，缓缓解散。一手攀乳房，一手托虚空，想如推重物。如此互换，以三为度。度度咽纳。

6. 托天据地。以两手相锁，反仰托天，缓缓和头向前，可去地一二寸许。亦以三为数。度度咽纳。

7. 龙盘凤嘴。以左手串入右手，互把其腕，手头拄嘴。如此互换，以三为数。度度咽纳。

8. 凤凰展翼。两手先摆后，以凤翼展，却向前。如此互换三度。度度咽纳。

9. 左摆右摆。以两手相锁，抱头，而左摆右摆，以三为数。度度咽纳。

10. 推东推西。以两手相锁，托前，摆东摆西，以三为数。度度咽纳。

11. 击天门。以两手相锁，摩鼻，每七摩为一度，咽纳一咽。如此亦以三七二十一咽为足。

12. 仙人干浴。以两手相擦，似有热气便摩两目，以至于面部、两耳、项膊。一如澡洗法，唯多为妙。

二十五、养五脏一腑坐功法（明）

【提要】

养五脏一腑坐功法，收录于《遵生八笺》的第三、四、五、六、十卷中。这套功法的特点是在每一法之前，都标明属于哪一脏腑的导引法，比如"肝脏导引法""心脏导引法"等等。而在每一功法中，则安排一到两个术式，注明其功效，使习练更具有针对性。这套导引术亦载于明朝万后贤的《贮香小品》中。

此篇源自高濂《遵生八笺》。

【功法】

1.肝脏导引法：正坐，先以左手掌按压腿上，以右手掌按在左手背上，然后上身缓慢向左右两侧扭转三次。再以右手掌按压腿上，左手掌按在右手背上，然后上身缓慢向左右两侧扭转三次。而后正坐，两臂胸前屈肘，两手手指相叉，掌心向内，翻掌向前推出，使掌心向外。待两臂推直后，再翻掌收回胸前，使掌心向内。反复做十五次。长期习练此法，可祛除肝脏之积聚、风邪、毒气，使肝脏不生疾患。

2.胆腑导引法：正坐，两腿屈膝，两脚掌相合，头向上抬起，然后两手从两膝间伸入，分别握住两脚脚踝，将两小腿抬起，前后摆动十五次。而后坐地上，两腿向前伸直，两手在身体两侧用力撑地，使身体离地，上身向左右两侧摆动十五次。长期习练此法，可祛除胆腑的风毒、邪热。

3.心脏导引法：正坐，两手握拳，置于腰际，两臂同时用力向左右两侧做冲拳运动，连做三十次。而后左臂沿身体左侧向上用力推举，手指伸直，掌心向上。然后收回左臂，右臂沿身体右侧向上用力推举，手指伸直，掌心向上。两臂交替进行，各做三十次。又，两手手指交叉，掌心向外，上身前屈，使掌心触地，两脚交替踏手背，各做三十次。习练中须闭气，练后要闭上眼睛，漱咽三次，叩齿三次。长期习练此法，可祛除心胸部位的风邪诸疾。

4．脾脏导引法：坐地上，一腿屈膝，一腿向前伸直，然后两臂尽量后举，连做十五次。又，跪坐，两手向前撑地，然后头分别向左后、右后扭转，眼睛随头的扭转方向尽量向后看，左右各十五次。长期习练此法，可祛除脾脏的积聚风邪、毒气，并有助于消化。

5．肺脏导引法：正坐，两手向前撑地，先屈膝缩身，然后突然两腿蹬直，同时背部用力上挺三次。长期习练此法，可祛除肺脏的风邪积劳。而后两臂背后屈肘，两手成半握拳，以拳眼处上下交替捶击背脊，左右各三次。此后，闭眼，叩齿若干次。长期习练此法，可祛除胸部风毒，消除胸闷。

6．肾脏导引法：正坐，先将左臂上举，绕过头顶，以左手尽量摸右耳；右臂上举，绕过头顶，以右手尽量摸左耳。两胁充分展开，连做十五次。也可用左手握住右肘，用力将右臂向上抛举；再用右手握住左肘，用力将左臂向上抛举。各做十五次。而后两脚沿地面交替做前后的摩擦动作，各十次。长期习练此法，可祛除腰肾的风邪积聚。

【原文】

肝脏导引法：治肝以两手相重，按胜上，徐徐缓捩身，左右各三遍。又可正坐，两手相叉，翻复向胸，三五遍。此能去肝家积聚、风邪毒气，不令病作。

胆腑导引法：可正坐，合两脚掌，昂头，以两手挽脚腕起，摇动，为之三五度。亦可大坐，以两手拓地，举身努腰脊，三五度。能去胆家风毒邪热。

心脏导引法：可正坐，两手作拳，用力左右互筑，各五六度。又以一手向上拓空，如擎石米之重，左右更手行之。又以两手交叉，以脚踏手中，各五六度。闭气为之。去心胸风邪诸疾，行之良久，闭目三咽津，叩齿三通而止。

脾脏导引法：可大坐，伸一脚，以两手向后反掣，三五度。又跪坐，以两手据地，回顾，用力作虎视，各三五度。能去脾家积聚、风邪毒气，又能消食。

肺脏导引法：可正坐，以两手据地，缩身曲脊，向上三举。去肺家风邪积劳。又当反拳捶背上，左右各三度。去胸臆间风毒，闭气为之，良久，闭目叩齿而起。

肾脏导引法：可正坐，以两手止从耳左右，引胁三五度。可挽臂向空抛射，左右同。摸身三五度。以足前后蹬，左右各数十度。能去腰肾风邪积聚。

二十六、五禽书（明）

【提要】

五禽书，是《夷门广牍·赤风随》中的一套导引术。《夷门广牍》是明朝周履靖辑录的一部丛书。周履靖，字逸之，自号梅颠道人，生活于万历年间，著有《梅坞贻琼》《梅颠稿选》《夷门广牍》等。

五禽书与五禽戏不同，其在各种术式名称之前，依次冠用羡门、庚桑、士成绮、费长房、亢仓子等神仙名号，并针对不同的术式，指出了所能治疗的疾病和健身的效果。五禽书的难度比五禽戏有所降低，同时在动作中配合行气，更适合老年人和体弱者习练。

本篇源自《夷门广牍·赤凤髓》。原文及配图采自《导引养生图说》。

【功法】

1. 羡门虎势戏（图26-1）：站立，两脚左右分开，略与肩同宽，身体成半蹲，低头，闭气，两手握成虎拳，然后全身肌肉紧张，闭住嘴唇，咬紧牙关，两手捏紧拳头，两臂微微颤抖，如老虎发威之势。接着慢慢站起，两手似提千斤重物。待身体完全站直后，吞送至腹部，并用意念引导神气，进行周天运行，使腹内常有气息流动的声音，连做五次或七次。长期习练，可使周身气血调和，精神舒畅，百病消散。

2. 庚桑熊势戏（图26-2）：站立，两脚左右分开，略与肩同

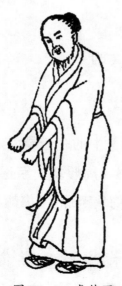 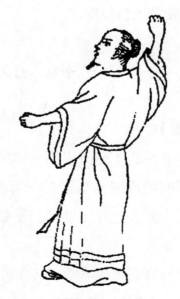

图26-1　虎势图　　　　　图26-2　熊势戏

宽，闭气，上身稍前屈，先以左腿支撑身体，右腿屈膝向后，左右摆动；再以右腿支撑身体，左腿屈膝向后，左右摆动。各做三次或五次。接着左腿向前跨一步，同时右腿跟上一步，使身体站直。然后用意念引导气息周身流动，使两胁旁和各关节处皆有响声。长期习练，可增强腰力，消除腹胀，并有舒筋壮骨、安神养血的功效。

3. 士成绮鹿势戏（图26-3）：站立，两脚左右分开，略与肩同宽，闭气，两臂屈肘，两手握拳，头后仰，并向左后、右后两侧扭转，以脚尖点地，眼睛随头的扭转方向尽量向背后尾间（尾骶骨）处看。接着站直身体，收紧肛门，使脚跟和天柱（颈椎）连成一线，向前做快速的双脚跳，以活动全身。做二次或三次即可，但如能常做则更好。

4. 费长房猿势戏（图26-4）：站立，两脚左右分开，略与肩同宽，闭气，左臂胸前屈肘，做搂抱树枝动作，右臂自然上举，

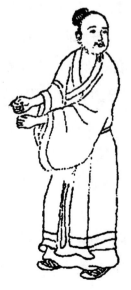
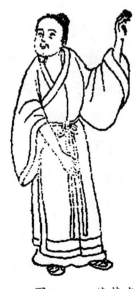

图 26-3　鹿势戏　　　图 26-4　猿势戏

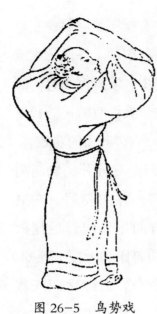

图 26-5　鸟势戏

做采摘果实动作。然后用左腿支撑身体，右腿悬空，同时用左手握住右脚跟，使右腿屈膝抬起，保持身体平衡。左右腿交替动作。接着连续吸气，并用意念送入腹部。当身体感觉有微汗时，停止练习。

5.亢仓子鸟势戏（图 26-5）：站立，两脚左右分开，略与肩同宽，闭气，上身稍前屈，两臂后举，似鸟飞翔状，接着上身正直，两臂屈肘举起，两手略高于头顶。然后用意念引导气息从尾闾处向泥丸处走，同时昂起头，直起腰，全身直立，挥舞双手于头顶。

【原文】

1.羡门虎势戏：闭气，低头，拳战如虎发威势。两手如提千觔铁，轻起来，莫放气。平身吞气入腹，使神气之上而复，觉得腹内如雷鸣。或五、七次。如此行之，一身气脉调，精神爽，百病除。

2.庚桑熊势戏：闭气，撚拳，如熊身侧起。左右摆脚安前投，立定。使气两胁旁，骨节皆响，能安腰力，能除腹胀。或三五次止，亦能舒筋骨而安神养血也。

3.士成绮鹿势戏：闭气，仰头，撚拳，如鹿转顾尾闾，平身缩肾，立脚尖跳趺，脚跟连天柱动，身皆振动。或二、三次可。不时作一次更妙也。

4.费长房猿势戏：闭气，如猿手抱树一枝，一只手如撚果，一只脚虚空，握起一只脚跟转身，更换神气，连吞入腹，觉汗出方已。

5. 亢仓子鸟势戏：闭气，如鸟飞跃起，尾闾气朝顶，双手拱前，头腰仰起，迎舞顶。

二十七、四十六势导引术（明）

【提要】

四十六势导引术，是明朝周履靖辑录的一套导引术式。其中包括坐式图 27 幅，立式图 13 幅，卧式图 6 幅，每式冠以古代道教与传说中神仙之名，并配以简单的文字。实际上，这些术式同冠名的神仙道士并无联系，意在吸引更多的人参加研习。正如后人在其跋中所说："凡卧起俯仰，展转屈伸，揣摩不一，状每图按以古仙人法，盖运气屏邪术也。"（《赤凤髓》卷二，以下引文同）本导引法具有一定治病疗效，即"以导引名。谓逆者，顺之；促者，舒之；邪者，正之；沮洳者，融液之；骀荡者，和济之"。术式包括传统的道家导引、行气、存想、吐纳、按摩等各种方法，平时常为之，有很好的养生健身功效，后人称这套动作为"摄生之要旨，消虑之玄诀"。

原功法无名，此名引自《中国导引强身术》。此篇原文及图采自《导引养生》，源于《夷门广牍·赤凤髓》。

【功法】

1. 偓佺飞行逐走马势（图 27-1）：治赤白痢疾。站立，两

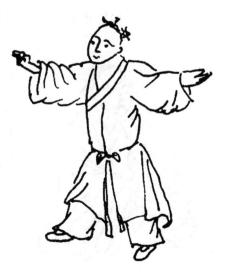

图 27-1　偓佺飞行逐走马势图

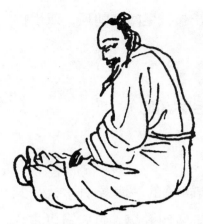

图 27-2　黄石公受履势图

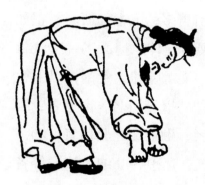

图 27-3　篯铿观井势图

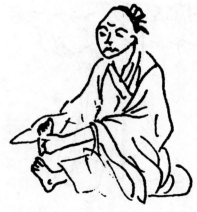

图 27-4　啸父市上补履势图

脚左右分开，略与肩同宽，两臂屈肘，手指伸直，掌心向上。然后上身向左扭转，同时做深呼吸九次；上身向右扭转，同时做深呼吸九次。

2.黄石公受履势（图 27-2）：坐地上，两腿向前伸直，两手以掌心按住两大腿，两手指尖相对。然后用意存想，同时做深呼吸十二次。

3.篯铿观井势（图 27-3）：治腰腿疼。站立，两脚左右分开，略与肩同宽，然后上身前屈，两臂自然下垂，两手握成拳，以鼻深吸一口气，上体慢慢抬起，同时两臂从身体两侧慢慢向上举起，两手由拳变掌，使掌心向上，待上身完全挺直后，用嘴微微吐气三至四口。

4.啸父市上补履势（图 27-4）：治精脉不存。坐地上，两腿向前伸直，然后以两手攀住左脚，以手指掐住涌泉穴，同时头向左转，做深呼吸三次。头向右转，做深呼吸四次。

5.邛琉寝石势（图 27-5）：此为收精法。当肾精充满，要泄精液的时候，立即用左手拇指、食指、中指掐住右鼻孔，同时用右手中指

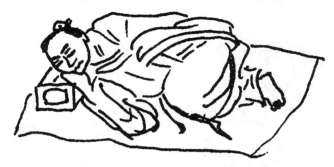

图 27-5　邛琉寝石势图

压住尾闾穴，截住精液，然后做
深呼吸六次，精液自回，从而保
住精气。

6. 接舆狂歌势（图 27-6）：
治腰疼。站立，先用右手扶墙，
左手自然下垂，以左腿支撑身
体，右腿蹬出、后缩，做腿的屈
伸练习，同时深呼吸十八次。再
用左手扶墙，右手自然下垂，以
右腿支撑身体，左腿向身后抬
起，做腿的屈伸练习，同时深呼
吸十八次。

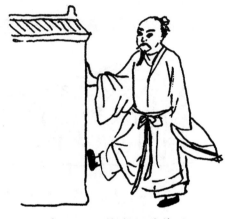

图 27-6　接舆狂歌势图

7. 涓子垂钓菏泽势（图 27-7）：
专治久疖。平坐，左臂屈肘，左
手成拳，以拳面抵住左胁；同时
右肘外展，以右手掌按住右膝。
然后专心存想，并用意念引导运
行于患处，左右各做六次。

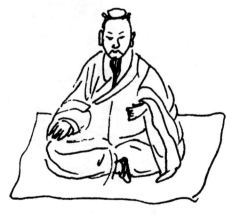

图 27-7　涓子垂钓菏泽势图

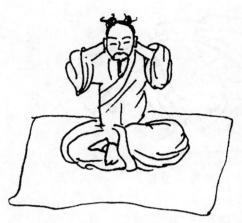

图 27-8 容成公静守谷神势图

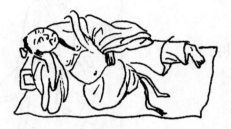

图 27-9 庄周蝴蝶梦势图

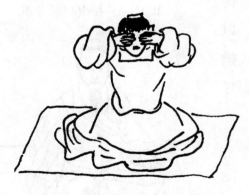

图 27-10 东方朔置帻宫舍势图

8.容成公静守谷神势（图 27-8）：治头晕。先闭气，咬紧牙关，然后用两手掩住两耳（掌根向前，手指向后），以两手食指指腹弹击脑后玉枕关三十次。上下牙齿相叩三十六次。

9.庄周蝴蝶梦势（图 27-9）：治梦泄遗精。仰卧，左腿伸直，右腿屈膝，右臂屈肘，右手掌心向上，头枕在右手上，左手紧握成拳，然后用意存想，同时做深呼吸二十四次。

10.东方朔置帻宫舍势（图 27-10）：两手按捏风池和雷廓，能治疗混脑沙和头风疼不止。以两臂肩上屈肘，两手紧抱住两耳及脑后，以掌心按压风池和雷廓，同时做深呼吸十二次。

11.寇先鼓琴势（图 27-11）：治头疼、诸风与血脉不通。坐地上，两手按住两膝，然后上身向左扭转，同时深呼吸十二次；上身向右扭转，同时深呼吸十二次。这个动作叫"摇天柱"。

12.脩羊公卧石榻势（图27-12）：治四时伤寒。侧卧，两腿屈膝，两手掌相对摩擦，待掌心发热后，搓摩阴囊，同时做深呼吸二十四次。

13.王子晋吹笙势（图27-13）：使任脉通，百病消除。平坐，两臂屈肘，以两手揉压胸部两侧穴位九次，同时深呼吸九次。

14.钟离云房摩肾势（图27-14）：治肾中虚冷、腰疼腿痛。平坐，两手掌相对摩擦，使掌心发热后，按摩腰后的精门穴，同时做深呼吸二十四次。

15.东华帝君倚仗势（图27-15）：治腰背疼。站立，两臂屈肘，右手托于手杖，然后左右扭腰，同时做深呼吸十八次，每次用意念引导

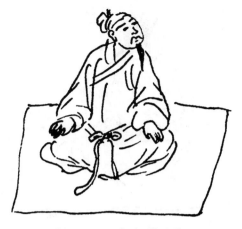

图27-11 寇先鼓琴势图

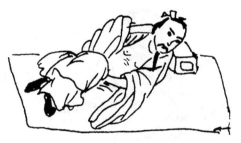

图27-12 脩羊公卧石榻势图

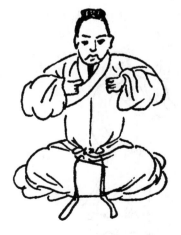

图27-13 王子晋吹笙势图

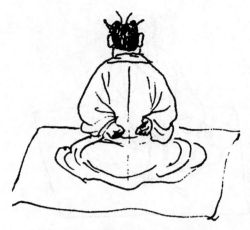

图 27-14　钟离云房摩肾势图

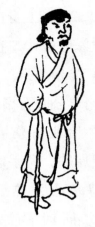

图 27-15　东华帝君倚仗势图

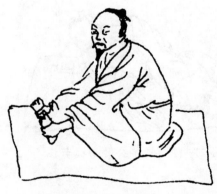

图 27-16　山图折脚势图

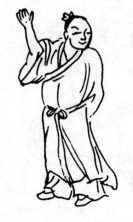

图 27-17　许旌阳飞剑斩妖势图

气在体内运行三遍。又，一腿支撑身体，一腿向前、后摆动若干次。

16. 山图折脚势（图 27-16）：专治夜梦遗精。坐地上，两腿向前伸直，脚跟着地，脚尖朝上，然后上身前屈，以两手攀住两脚脚掌，同时做深呼吸九次。

17. 许旌阳飞剑斩妖势（图 27-17）：治一切心疼。两脚成丁字步，然后右臂用力向上推举，手指伸直，掌心向下。上身向左扭转，眼睛左视，并做深呼吸九次。

18. 魏伯阳谈道势（图 27-

18）：治背膊疼痛。平坐，右腿向前伸直，左腿屈膝，然后左臂用力向上推举，手指伸直，掌心向上，以右手按摩腹部，同时做深呼吸十二次。

19. 子主披发鼓琴势（图27-19）：调理血脉，治三焦不和，眼目昏花，虚弱。坐地上，两手掌相对摩擦，使掌心发热后按摩脚下涌泉穴。再以两手分按两膝，同时呵气九次。

20. 故妪泣拜女宾势（图27-20）：治腰疼。站立，两脚左右分开，略与肩同宽，两腿挺直，然后上身前屈，两臂自然下垂，两手在脚尖前触地，同时做深呼吸二十四次。这个动作叫"乌龙摆尾"。

21. 服间瞑目势（图27-21）：治肚腹疼痛，不能养精。平坐，两臂胸前屈肘，两手按住下丹田，同时做深呼吸四十九次。

22. 陶成公骑龙势（图27-22）：治胸膈膨闷。两臂胸前屈肘，两手手指叉开，掌心向内，然后

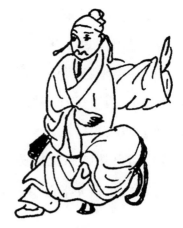

图 27-18　魏伯阳谈道势图

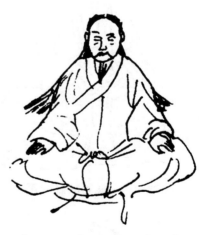

图 27-19　子主披发鼓琴势图

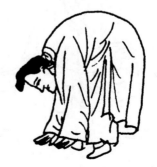

图 27-20　故妪泣拜女宾势图

两臂同时向身体左侧云手，头向右扭转，做深呼吸九次；两臂同时向身体右侧云手，头向左扭转，做深呼吸九次。

23.谷春坐县门势（图27-23）：治一切杂病。坐地上，两腿屈膝交叉，两手按在两膝上，然后上身向左右两侧扭转，同时做深呼吸十四次。

24.谢自然跌席泛海势（图27-24）：治疗疲乏。坐地上，两臂屈肘，两手握拳，以拳面抵住左右两胁，然后用意存想，同时

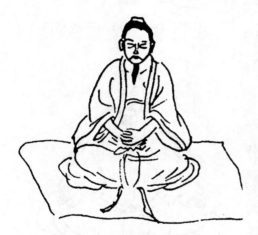

图27-21　服间瞑目势图

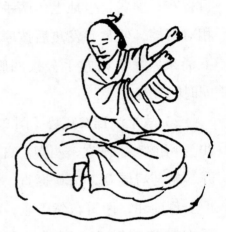

图27-22　陶成公骑龙势图

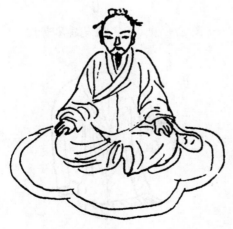

图27-23　谷春坐县门势图

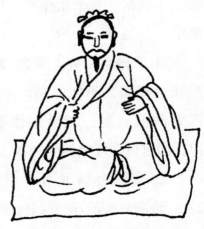

图27-24　谢自然跌席泛海势图

向左深呼吸二十四次，向右深呼吸二十四次。

25. 宋玄白卧雪势（图27-25）：治五谷不消。仰卧，两腿自然伸直，两手按在腹上，以掌心向胸部按摩，同时做深呼吸六次。

26. 马自然醉堕雪溪势（图27-26）：俯卧，两腿自然伸直，以腹部着地，两臂后上举，同时上身向上仰起，两腿向上抬起，做深呼吸十二次。此势能治搅肠痧。

27. 玄俗形无影势（图27-27）：平坐，先将左腿抬起，放在右膝上，然后用两手按摩脚底涌泉穴，同时做深呼吸二十四次。再将右腿抬起，放在左膝上，用两手按摩脚底涌泉穴，同时做深呼吸二十四次。

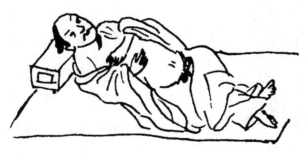

图 27-25　宋玄白卧雪势图

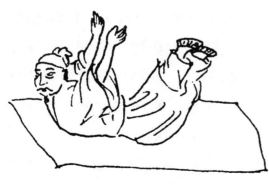

图 27-26　马自然醉堕雪溪势图

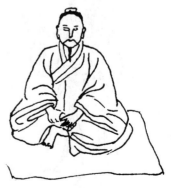

图 27-27　玄俗形无影势图

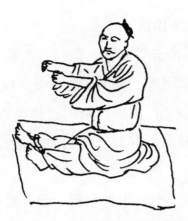

图 27-28　负局先生磨镜势图

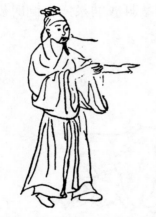

图 27-29　吕纯阳行气势图

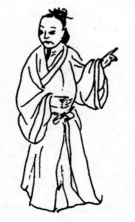

图 27-30　邗子入山寻犬势图

28. 负局先生磨镜势（图 27-28）：治遍身疼痛。坐地上，两腿向前伸直，两臂前举，两手握拳，上身前屈，同时做深呼吸十二次。

29. 吕纯阳行气势（图 27-29）：治背膊疼痛。站立，两脚左右分开，略与肩同宽。左臂前举，右臂胸前屈肘，以右手抓住左臂，做深呼吸二十二次。右臂前举，左臂胸前屈肘，以左手抓住右臂，做深呼吸二十二次。

30. 邗子入山寻犬势（图 27-30）：治左瘫右痪。站立，两脚左右分开，略与肩同宽。然后左臂侧举，右臂从胸前伸向左侧，两手手指伸直，掌心向下，同时头向右扭转，眼睛向右看，做深呼吸二十四次。右臂侧举，左臂从胸前伸向右侧，两手手指伸直，掌心向下，同时头向左扭转，眼睛向左看，做深呼吸二十四次。

31. 裴玄静驾云升天势（图 27-31）：治小肠虚冷疼痛。平坐，

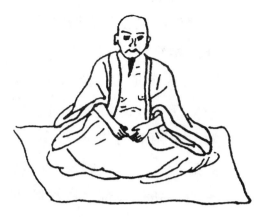

图 27-31　裴玄静驾云升天势图

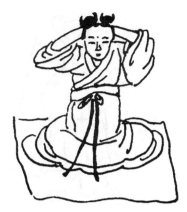

图 27-32　何仙姑簪花势图

用两手按摩脐下丹田，同时做深呼吸四十九次。

32.何仙姑簪花势（图 27-32）：平坐，两臂屈肘，两手抱头，做深呼吸十七次。

33.韩湘子存气势（图 27-33）：治血气衰败。先以两手按摩两眼，再以两手掌按住左右两胁，然后做深呼吸二十四次。

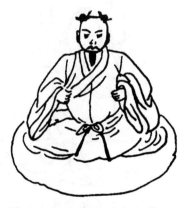

图 27-33　韩湘子存气势图

34.曹国舅抚云阳板势（图 27-34）：治瘫痪。坐于上座，左腿屈膝，右腿向右前方伸直，两臂向左上方举起，同时头向右扭转，眼睛看右侧，做深呼吸二十四次。右腿屈膝，左腿向左前方伸直，两臂向右上方举起，

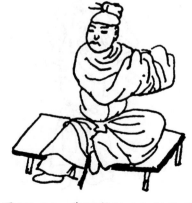

图 27-34　曹国舅抚云阳板势图

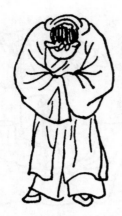

图 27-35　伊道玄望空设拜势图

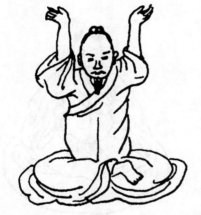

图 27-36　玄真子啸咏坐席浮水势图

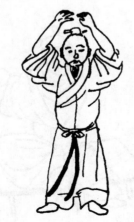

图 27-37　许碏插花满头势图

同时头向左扭转，眼睛看左侧，做深呼吸二十四次。

35.伊道玄望空设拜势（图 27-35）：治前后心疼。站立，两脚分开成八字形，然后低头，以下腭触胸，同时两手托住腹部，做深呼吸十七次。

36.玄真子啸咏坐席浮水势（图 27-36）：治肚腹虚肿。坐地上，两臂上举，两手手指伸直，掌心向上，然后做深呼吸十八次。

37.许碏插花满头势（图 27-37）：治肚膨胀、遍身疼痛。站立，两脚左右分开，略与肩同宽，两臂上举，两手手指伸直，掌心向上，两脚尖抬起，以两脚跟支撑身体，然后紧收肛门，做深呼吸九次。

38.刘海戏蟾势（图 27-38）：治遍身拘束疼痛、时气伤寒。站立，两臂自然下垂，两手握拳，左脚向前跨一步，同时做深呼吸十二次；右脚向前跨一步，同时做深呼吸十二次。

39. 白玉蟾运气势（图27-39）：两臂胸前屈肘，两肘交叉，以左手按在右肩上，以右手按在左肩上，然后眼睛向左看，同时做深呼吸十二次。能治疗胸腹虚饱。

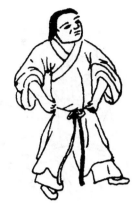

图27-38　刘海戏蟾势图

40. 蓝采和行歌城市势（图27-40）：治气不通。站立，两脚左右分开，略与肩同宽。若是左边气脉不通，便将左臂上举，用意念引导气在左边运行；若是右边气脉不通，便将右臂上举，用意念引导气在右边运行。

41. 陵阳子明垂钓势（图27-41）：治腰腿疼痛。坐地上，两腿向前伸直，然后两臂同时用力向前推出，使手指伸直，掌心向前，同时两腿屈膝。再收回两臂，同时两腿向前伸直。如此反复做，同时深呼吸十九次。

42. 邬通微静坐默持（图27-42）：治久病黄肿。坐地上，以两手按两膝，然后用意存想，

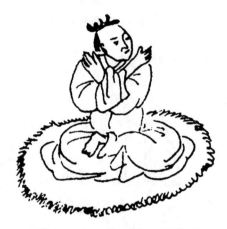

图27-39　白玉蟾运气势图

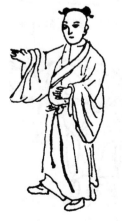

图27-40　蓝采和行歌城市势图

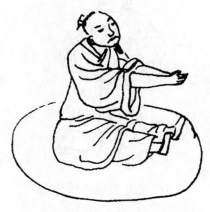

图 27-41　陵阳子明垂钓势图

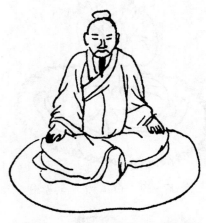

图 27-42　邬通微静坐默持图

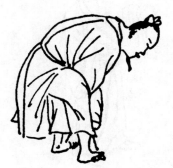

图 27-43　子英捕鱼势图

同时做深呼吸四十九次。如此能使气通血融，百病自除。

43. 子英捕鱼势（图27-43）：治血脉不和。站立，两脚左右交叉，两臂于体前交叉，然后头向左做深呼吸十二次，再向右做深呼吸十二次。

44. 陈希夷熟睡华山势（图27-44）：治色痨。右侧卧，右臂屈肘，将头枕在右手掌上，同时左手以掌在腹部进行上下往来的按摩。然后左腿自然伸直，右腿稍屈膝，左腿压在右腿上，存想调息，做深呼吸十二次，每次都用意念引导气在丹田处运行。这样长久坚持，病当自除。

45. 金可记焚香静坐势（图27-45）：治绞肠痧痛不可忍。坐地上，两腿屈膝，以两手搂抱两

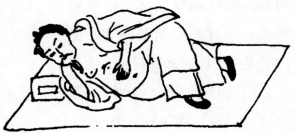

图 27-44　陈希夷熟睡华山势图

膝，然后两腿用力伸直，同时两手紧抱不放，使相互争力九次，做深呼吸二十四次。

46.戚逍遥独坐势（图27-46）：专治久痔。坐地上，两臂屈肘，两手以掌在两胁处按摩，同时做深呼吸三十二次。

【原文】

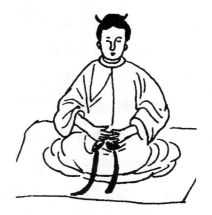

图 27-45　金可记焚香静坐势图

1.偓佺飞行逐走马势：治赤白痢疾。用托布势行功，向左运气九口，转身向右运气九口。

2.黄石公受履势：坐定，舒两脚，两手按两大腿跟，用意存想，运气一十二口。

3.锾铿观井势：治腰腿疼。立住，两手握拳，如躬鞠势沉沉。起身，双举过头顶，闭口，鼻内，微微放气三四口。

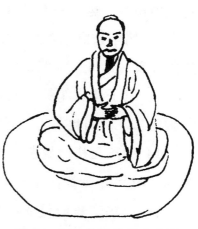

图 27-46　戚逍遥独坐势图

4.啸父市上补履势：治精脉不存。坐，舒两腿，手攀左脚心，施功运气，左三口，右四口，故为散而不走。

5.邛琉寝石势：收精法。其法，当精走之时，以左手指掩鼻，右手于尾闾穴截住精气，运六口，而精自回矣。

6.接舆狂歌势：治腰疼。立住，用右手扶墙，左手下垂，右脚登舒，运气一十八口。左右亦如之。

7.涓子垂钓菏泽势：专治久痔。以身端坐，左拳撑左胁，右手按右膝，专心存想，运气于病处，左六口，右六口。

8. 容成公静守谷神势：治头晕。咬牙，闭气，用两手掩耳后，掸天鼓三十拍，叩齿三十六通，名曰鸣天鼓。

9. 庄周蝴蝶梦势：治梦泄遗精。仰卧，右手枕头，左手用功，左腿直舒，右腿拳缩，存想，运气二十四口。

10. 东方朔置帻宫舍势：双手拿风雷，专治混脑沙及头风疼不止者。以两手抱耳连后脑，运气一十二口，行功一十二次。

11. 寇先鼓琴势：治头疼及诸风与血脉不通。两手按膝，向左扭项扭背，运气一十二口。右亦如之，名摇天柱。

12. 脩羊公卧石榻势：治四时伤寒。侧卧屈膝，以手擦、熨、抱阴及囊，运气二十四口。

13. 王子晋吹笙势：任脉通，百病消除。以身端坐，两手捱拿胸傍二穴，如此九次，运气九口。

14. 钟离云房摩肾势：治肾堂虚冷、腰疼腿痛。端坐，两手擦热，向背后双摩精门，运气二十四口。

15. 东华帝君倚仗势：治腰背疼。端立，以手柱杖项，腰左右转，运气十八口。一气运三遍，用膝拂地摆。

16. 山图折脚势：专治夜梦遗精。坐，舒两脚，用两手攀脚心，行动，运气九口。

17. 许旌阳飞剑斩妖势：治一切心疼。丁字步立，右手扬起，扭身左视，左手于后，运气九口。

18. 魏伯阳谈道势：治背膊疼痛。以身高坐，右腿舒，左腿弯，左手举，右手摩腹，行功，运气十二口。

19. 子主披发鼓琴势：调理血脉，上治三焦不和，眼目昏花，虚弱。以身端坐，先手擦热，抹脚心。手按两膝，端坐，闭口，呵气九口。

20. 故妪泣拜文宾势：治腰疼。立住，鞠躬低头，手与脚尖齐，运气二十四口，名乌龙摆尾。

21. 服间瞑目势：治肚腹疼痛，不能养精。以身端坐，两手抱脐下，行功，运气四十九口。

22. 陶成公骑龙势：治胸膈膨闷。以左手向左，右亦随之，头向右扭。以右手向右，左亦随之，头向左扭。运气左九口，右九口。

23. 谷春坐县门势：治一切杂病。以身端坐，两手按膝，左右扭身，运气一十四口。

24. 谢自然跌席泛海势：治疲症。用两拳拄两胁，与心齐，用力存想，行功，运气左二十四口，右亦如之。

25. 宋玄白卧雪势：治五谷不消。仰面直卧，两手在胸并肚腹上往来行功，翻江搅海，运气六口。

26. 马自然醉堕雪溪势：以肚腹着地，两手向后往上举，两脚亦往上举，运气一十二口，亦治搅肠沙。

27. 玄俗形无影势：以身端坐，用两手擦脚心，运气二十四口。右脚亦然。

28. 负局先生磨镜势：治遍身疼痛。以身端坐，直舒两脚，两手握拳，连身向前，运气一十二口。

29. 吕纯阳行气势：治背膊疼痛。立住，左手舒，右手捏膊肚，运气二十二口。右手亦然。

30. 邗子入山寻大势：治左瘫右痪。以手左指右视，运气二十四口；以手右指左视，运气二十四口。

31. 裴玄静驾云升天势：治小肠虚冷疼痛。以身端坐，擦丹田，行功，运气四十九口。

32.何仙姑簪花势：两手抱头端坐，行功，运气一十七口。

33.韩湘子存气势：治血气衰败。先以两手擦目，用两手拄定两胁，行功，其气上升，运气二十四口。

34.曹国舅抚云阳板势：治瘫痪。以身高坐，左脚弯圈，右脚斜舒，两手左举，右视，运气二十四口。右亦如之。

35.伊道玄望空设拜势：治前后心疼。八字立定，低头于胸前，两手抄腹下，用功，行气一十七口。

36.玄真子啸咏坐席浮水势：治肚腹虚肿。以身端坐，两手托天，脚跟向地，紧撮谷道，运气九口。

37.许碏插花满头势：治膨胀、遍身疼痛。以身端坐，两手托天运气，上九口，下九口。

38.刘海戏蟾势：治遍身拘束疼痛、时气伤寒。立住，左脚向前，握两拳，运气一十二口。右脚亦然。

39.白玉蟾运气势：以两手按肩，用目左视，运气一十二口。治胸腹虚饱。

40.蓝采和行歌城市势：治气不通。立定用功，如左边气脉不通，左手行功，意在左边，举左手运气。右边亦然。

41.陵阳子明垂钓势：治腰腿疼痛。坐，舒两脚，两手向前，与足徐来往，行功，运气一十九口。

42.邬通微静坐默持：治久病黄肿。以两手按膝，施功存想，闭息周流，运气四十九口。如此则气通血融，而病自除矣。

43.子英捕鱼势：治血脉不和。立，用打蛇势，手脚俱要交叉，左右行功，左行气一十二口。右亦如之。

44.陈希夷熟睡华山势：治色痨。头枕右手，左拳在腹，上下往来摩擦，右腿在下微卷，左腿压右腿在其下，存想调息，习收气三十二口在腹，如此运气一十二口。久而行之，病自痊。

45. 金可记焚香静坐势：治绞肠沙痛不可忍。以身端坐，用两手攀膝，齐抱左右，蹬扳九数，运气二十四口。

46. 戚逍遥独坐势：专治久疝。以身端坐，用两手摩两胁并患处，行功，运气三十二口。

二十八、古法养生十三则阐微（清）

【提要】

古法养生十三则阐微，是清朝小艮氏编排的一套导引术式。这套动作共由十三句八字诀组成，其特点是将按摩、导引、叩齿、吐纳等古代养生法有机地结合在一起，从而增强了导引的健身效果。

此篇源自《道藏精华录》。

【功法】

1. 两手握成拳，其握法是以大拇指掐住手的亥子纹间，以四指包住拇指。然后眼睛微闭，内心澄静。

2. 用舌头抵住上腭，然后一心一意地调匀呼吸的气息。

3. 先用意念引导内气行走于膀胱，然后再用两手擦摩两肾，使之有温热感为止。

4. 先用意念将神、气引导至尾闾处，然后肛门做忍大便状，使气缩而提上，同时头稍向前侧，上下耸动两肩，使气自夹脊处往上走，一直到玉枕处。

5. 两眼微闭，目向下看，同时用意念引导气往上走，从玉枕关直冲天门处。再叩齿，并用舌在嘴中搅动，使津液满口，然后鼓漱咽下。

6. 两眼微闭，使眼球在眼皮内沿顺时针方向（或逆时针方向）进行运转，同时不停地吸气咽气。

7. 若神有凝滞，可坐地上，两腿向前伸直，脚跟着地，脚尖朝上。然后用手掌以顺时针方向，从外往内按摩腹部。或上身前屈，以两手攀住两脚脚趾。

8. 两臂屈肘，两手以掌心掩住两耳，并以食指指腹不断弹击脑后玉枕关，使有咚咚声，这叫"鸣天鼓"。然后再集中精神，默数呼吸的次数。

9. 站立，先上身向左右两侧屈体若干次。再以一腿支撑身体，一腿做前后踢腿运动若干次。又，两臂同时用力向上推举，手指伸直，掌心向上，做若干次。

10. 左臂慢慢用力向左侧推直，同时右臂胸前屈肘，右臂慢慢用力向右侧拉，做引弓射箭动作。两臂交替动作，轮流进行。要求做这个动作时要心平气静。

11. 排除一切杂念，忘掉自己，忘掉一切，使心无所思，耳无所闻，目无所见，从而达到高度。入静的境界。

12. 经常保持身体温暖，以保证无论白天和黑夜，都能气血充和。

13. 无论是动以养生，还是静以养生，都要求专一不二。只有这样，才能获得满意的养生效果。

【原文】

一曰两手握固，闭目冥心。

二曰舌抵上腭，一意调心。

三曰神游水府，双擦两肾。

四曰心注尾闾，频耸两肩。

五曰目视顶门，叩齿搅口。

六曰静运两目，频频咽气。

七曰澄神摩腹，手攀两足。

八曰俯身鸣鼓，数息凝神。

九曰摆腰洒腿，两手托天。

十曰左右开弓，平心静气。

十一无人无我，心如止水。

十二遍体常暖，昼夜充和。

十三动静不二，和光同尘。

二十九、曹氏导引术（清）

【提要】

曹氏导引术，是清朝曹庭栋创编的一套导引术式。曹庭栋，号兹山居士，曾博览养生古籍数百种，坚持导引养生，年逾 90 而去。他认为导引能够"宣畅气血，展舒筋骸"，常习练"有益无损"。本功法的特点是"择老年易行者附于下，分卧功、坐功、立功三项。至于叩齿、咽津，任意为之，可也"，故适于老年人的健身强体。

此篇源自《老老恒言》（又名《养生随笔》），是曹庭栋 75 岁高龄时编著的一本养生专著。

【功法】

1.仰卧，两腿伸直，脚跟着地，脚尖朝上；两臂伸直，手指伸直。然后两腿两臂用力下压，使身体离地，同时向左右牵动。

反复做若干次。

2. 仰卧，左腿伸直，右腿屈膝抬起，两手紧抱右膝，并用力向左侧攀，用右膝触左胁。然后右腿伸直，左腿屈膝抬起，两手紧抱左膝，并用力向右侧攀，使左膝触右胁。两腿轮流进行。

3. 仰卧，两腿屈膝，两膝并拢，两小腿外展，然后左右手分别向外用力攀左右脚若干次。

4. 仰卧，左腿伸直，右腿屈膝，两手兜住右脚底，用力向上抬，使右膝触胸。然后右腿伸直，左腿屈膝，两手兜住左脚底，用力向上抬，使左膝触胸。两腿轮流进行。

5. 仰卧，头枕在枕上，两腿伸直，两臂屈肘，两手握大拇指成拳，然后以两肘撑地，将腰部稍抬起，左右扭动若干次。

6. 站立，两手背后相握，以右腿支撑身体，左腿抬起，前后摆动若干次。再以左腿支撑身体，右腿抬起，前后摆动若干次。两腿轮流进行。

7. 站立，挺胸抬头，两臂前举，手指伸直，掌心向上，两臂同时用力向上托起，待两臂略高于头时，还原成前举。然后再向上托起，反复做若干次。

8. 站立，两臂侧举，两手握大拇指成拳，两臂做前后绕环运动若干次。

9. 站立，两臂下垂，置于腹前，两手握大拇指成拳，手中似有提重物之感，然后两肩做上下耸动若干次。

10. 站立，一臂慢慢用力向上推举，手指伸直，掌心向上，如举重物；一臂慢慢用力向下按压，手指伸直，掌心向下，如压重物。两臂交替动作，轮流进行。

11. 跪跌坐，两手掌向上摩擦，使掌心发热后，上下左右按摩面部以及眼眶、鼻梁、耳根各处。待面部有温热感觉时，停止按摩。

12. 跪跌坐，腰部挺直，两手放在膝上，头分别向左右两侧扭转，同时两眼随头的扭转方向看左右两侧。做若干次。

13. 跪跌坐，左臂向左侧慢慢用力推直，同时右臂在胸前平屈，慢慢用力向右侧拉，如引弓射箭；然后右臂向右侧慢慢用力推直，同时左臂在胸前平屈，慢慢用力向左侧拉，如引弓射箭。两臂轮流进行。

14. 跪跌坐，两臂胸前屈肘，手指伸开，掌心向上，两手由胸前同时慢慢用力向上托起，如托重物。待两肘高于肩时，还原后再做。反复做若干次。

15. 跪跌坐，腰部挺直，两手握大拇指成拳，置于腰际，然后向前做冲拳运动，反复做若干次。

16. 跪跌坐，两手握大拇指成拳，两拳在臀部两侧用力撑地，使臀部稍举起，然后臀向左右两侧扭动若干次。

17. 跪跌坐，腰部挺直，两手放在膝上，然后上身用力向左右扭转若干次，再向左右两侧屈体若干次。

18. 跪跌坐，腰部挺直，两手手指交叉，置于胸前，掌心向内，然后翻掌向前推出，使掌心向外，待两臂推直后，再翻掌收回于胸。反复做若干次。

19. 跪跌坐，两手握大拇指成拳，然后两臂在背后屈肘，用两拳捶击背腰。再用左拳捶击右臂右腿，用右拳捶击左臂左腿。

20. 跪跌坐，两手放在膝上，然后两肩做前后的绕环运动，使关节有响声，待脊背感到温热时，停止练习。

【原文】

1.仰卧，伸两足，竖足趾；伸两臂，伸十指。俱着力向下，左右连身牵动数遍。

2.仰卧，伸左足，以右足屈向前，两手用力攀至左，及胁。攀左足同，轮流行。

3.仰卧，竖两膝，膝头相并，两足向外，以左右手各攀左右足，着力向外数遍。

4.仰卧，伸左足，竖右膝，两手兜住右足底，用力向上，膝头至胸。兜左足同，轮流行。

5.仰卧，伸两足，两手握大拇指，首着枕，两肘着席，微举腰摇动数遍。

6.正立，两手叉向后，举左足空掉数遍。掉右足同，轮流行。

7.正立，仰面昂胸，伸直两臂，向前开掌，相并抬起，如抬重物，高及首，数遍。

8.正立，横伸两臂，左右托开，手握大拇指，宛转顺逆摇动，不计遍。

9.正立，两臂垂向前，近腹，手握大拇指，如提百钧重物，左右肩俱耸动，数遍。

10.正立，开掌，一臂挺直向上，如托重物，一臂挺直向下，如压重物。左右手轮流行。

11.趺坐，擦热两掌作洗面状，眼眶、鼻梁、耳根，各处周到。面觉微热为度。

12.趺坐，伸腰，两手置膝，以目随头左右瞻顾，如摇头状。数十遍。

13.趺坐，伸腰，两臂用力，作挽硬弓势，左右臂轮流互行之。

14. 趺坐，伸腰，两手仰掌挺肘，用力齐向上，如托百钧重物，数遍。

15. 趺坐，伸腰，两手握大拇指作拳，向前用力，作捶物状，数遍。

16. 趺坐，两手握大拇指，向后托实坐处，微举臀，以腰摆摇数遍。

17. 趺坐，伸腰，两手置膝，以腰前纽后纽，复左侧右侧，全身着力。互行之，不计遍。

18. 趺坐，伸腰，两手开掌，十指相叉，两肘拱起，掌按胸前。反掌推出，正掌挽来，数遍。

19. 趺坐，两手握大拇指作拳，反后捶背及腰，又向前左右交捶臂及腿，取快而止。

20. 趺坐，两手按膝，左右肩前后交纽，如转辘轳，令骨节俱响，背觉微热为度。

三十、十二段动功（清）

【提要】

十二段动功，是清人尤乘创编的一套导引术式。这套动作包括叩齿、咽津、按摩等多种活动，是一套比较简便易行的导引术，运动量不大，比较适合中老年人锻炼。

此篇源自尤乘《寿世青编》。尤乘，字生洲，曾受业于李中梓，后弃弟子业，遍访医学名家著有《寿世青编》《药品辨义》等。

【功法】

叩齿一：牙齿是筋骨的一部分，经常叩击，能活动筋骨，使心清神爽。每次可叩齿三十六下。

咽津二：舌抵上腭，使津液自生，待津液满口时，鼓漱咽下。要求咽下时有响声。咽津能滋润五脏，降低心火。咽津的次数以多为好。

浴面三：两手掌相对摩擦，使掌心发热后按摩面部，似洗脸之状。经常浴面能使鬓发不白，面色如童。

鸣天鼓四：两臂屈肘，以两手掌掩两耳，然后将食指置于中指背上，同时用力将食指滑下，弹击脑后枕骨。左右手各弹击二十四次。此式能去除头疾。

运膏肓五：膏肓穴位于背部第四胸椎棘突下旁开三寸处，一般药力达不到。因此可两手叉腰，然后两肩前后扭动各十四次。此式能治疗一身疾病。

托天六：两手握拳，先以鼻吸气，并用意念将气运至泥丸处，然后两臂从身体两侧用力向上推举，手指伸直，掌心向上，待臂推直后，收回两臂，置于左右膝上。反复做三次。此式能祛胸腹中邪气。

左右开弓七：先闭气，然后将左臂向左侧慢慢用力推直，同时右臂在胸前屈肘，右臂慢慢用力向右侧拉，头向右转，眼睛看右手，做引弓射箭动作。再将右臂向右侧慢慢用力推直，同时左臂在胸前屈肘，慢慢用力向左侧拉，头向左转，眼睛看左手，做引弓射箭动作。两臂交替动作，各做三次。此式能泻去三焦之火，祛臂腋风邪积气。

摩丹田八：先以左手托肾囊，右手按摩脐下丹田三十六次。再以右手托肾囊，左手按摩脐下丹田三十六次。此式具有暖肾补精的功效。

擦内肾穴九：闭气，两手掌相对摩擦，使掌心发热后，按摩背后肾俞穴和命门穴，左右各按摩三十六次。

擦涌泉穴十：先以左手攀住左脚，右手擦摩左脚脚底涌泉穴；再以右手攀住右脚，左手擦摩右脚脚底涌泉穴。左右各擦摩三十六次。

摩夹脊穴十一：此穴在背脊之下、肛门之上，为一身气血之聚处，经常按摩，大有益处。还可以治疗痔疮。

洒腿十二：站立，以一腿支撑身体，一腿提起，前后摆腿七次。两腿交替动作，轮流进行。

【原文】

叩齿一：齿为筋骨之余。常宜叩击，使筋骨活动，心神清爽，每次叩击三十六数。

咽津二：将舌舐上腭，久则津生满口，便当咽之，咽下咽然有声，使灌溉五脏，降火甚捷。咽数以多为妙。

浴面三：将两手自相摩热，复面擦之，如浴面之状，则鬓发不白，即升冠鬓不斑之法，颜如童矣。

鸣天鼓四：将两手掌掩两耳窍，先以第二指压中指弹脑后骨上，左右各二十四次。去头脑疾。

运膏肓五：此穴在背上第四椎下脊两旁各三寸，药力所不到，将两肩扭转二七次，治一身诸疾。

托天六：以两手握拳，以鼻收气运至泥丸，即向天托起，随放左右膝上，每行三次。去胸腹中邪气。

左右开弓七：此法要闭气，将左手伸直，右手作攀弓状，以两目看右手，左右各三次。泻三焦火，可以去臂腋风邪积气。

摩丹田八：法将左手托肾囊，右手摩丹田，三十六次。然后左手转换，如前法，暖肾补精。

擦内肾穴九：此法要闭气，将两手搓热，向背后擦肾堂，及近脊命门穴，左右各三十六次。

擦涌泉穴十：法用左手把住左脚，以右手接左脚心，左右交换，各三十六次。

摩夹脊穴十一：此穴在背脊之下，肛门之上，统会一身之气血，运之大有益，并可疗痔。

洒腿十二：足不运则气血不和，行走不能爽快，须将左足立定，右足提起，共七次。左右交换如前。

三十一、十二段锦图说（清）

【摘要】

十二段锦是清朝乾隆年间，由许文弼根据八段锦导引法改编而成，收入其编著的《寿世传真》（1771 年成书）。此功法是对八段锦的进一步完善。十二段锦的特点是动作之间有顺有序，互相连贯，并要求练习时要一气完成十二个术式，方能收到最佳效果。

原文及配图采自《导引养生史论稿》。

【功法】

1. 盘腿而坐，上身松肩含胸，腰部端直，脊梁竖起，排除心中杂念。注意坐姿不可腰软，不可身有倚斜。然后紧闭两眼，两手握成拳以闭关却邪，集中精神，进入宁静的状态。（图 31-1）

2. 先叩齿作响共三十六次，其目的是集神聚意。然后两臂屈肘，两手指交叉，抱住脑后，同时用两手掌紧紧掩住耳孔，用鼻

吸鼻呼法进行轻微的呼吸，使双耳听不到呼吸之声，同时在心中默数九次呼吸。（图31-2）

3. 将交叉的双手放下，两臂屈肘，用两手捂住两耳，先将食指放在中指背上，再用力将食指滑下，用食指指腹重重弹击脑后玉枕关，弹击之声应响如击鼓。左右手各弹击二十四次，先左右手同时弹，再左右手一先一后地弹，共弹出四十八响。做毕将手放下，收回握拳。（图31-3）

4. 向下低头，使下颌触及前胸，然后头向左扭转，眼睛随之向左看，同时左肩向后摆，右肩向前摇。而后头再向右扭转，眼睛随之向右看，同时右肩向后摆，左肩向前摇。如此各做二十四次。（图31-4）

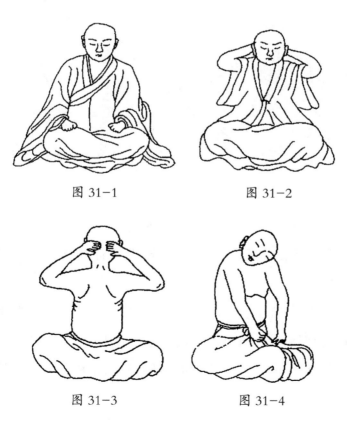

图 31-1　　　　　　　图 31-2

图 31-3　　　　　　　图 31-4

5. 舌抵上腭，用舌头在牙齿的内外上下依次轻轻搅动，使唾液生出。待唾液增多至满口后，在口中鼓漱三十六次，分成三次，汩汩有声地咽下。咽下时，要用意念将唾液送至脐下丹田，同时心中暗暗想，眼睛暗暗向下看，随着唾津下行，将气随之运至丹田。（图31-5）

6. 先经鼻腔深吸一大口气，然后闭气，同时将两手掌相对不断摩擦，待掌心发热后，立即用两手按摩腰两边软处。在按摩同时，将吸入之气从鼻中慢慢呼出。如此反复三十六次，将双手收回，呈握拳状。（图31-6）

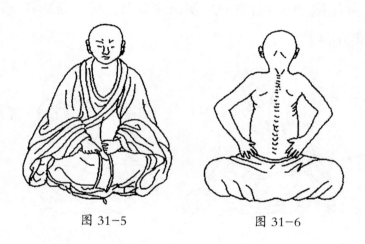

图31-5　　　　　　　　　图31-6

7. 先深吸一口气，然后闭气，在心中默想心头之火，然后用意念将心头之火送到脐下丹田，待丹田处有热感时，再将吸入之气从鼻中慢慢呼出。（图31-7）

8. 两臂在体侧屈肘，两手握拳，使拳心向下，拳眼相对。先左臂连肩向前转动，如车轮转动一般，共做三十六次。然后右臂连肩再向前转动，如车轮转动般也做三十六次。这叫"单转辘轳法"。（图31-8）

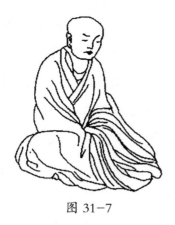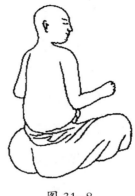

图 31-7　　　　　　　　图 31-8

9.将盘坐的两腿向前平伸，脚跟着地，脚尖朝上，两臂屈肘，平于胸前，两手手指交叉，掌心向下，然后两掌心翻向上，两臂向上推举。先将交叉的双手掌心向上放在头顶，接着两臂用力向上托起，有如掌心托有重石一般，同时腰及上身用力向上耸起，待两臂伸直后，将两臂收回放在头顶。如此反复，共做九次。（图 31-9）

10.坐姿同上，两腿向前伸直，脚跟着地，脚尖朝上，然后上身前屈，两臂前伸，两手用力攀住两脚脚底，同时头向下低垂如礼拜状。共做十二次。然后将两手收回握成拳，收腿盘坐。（图 31-10）

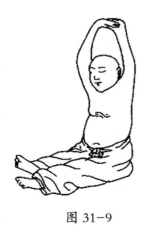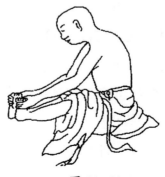

图 31-9　　　　　　　　图 31-10

11. 将舌在口内上下搅动，待唾液满口后，鼓漱唾液三十六次，分三大口汩汩有声地咽下，共做两轮，连同前一次吞咽唾液，共吞咽三次。（图31-11）如此，则周身血脉均匀调达。

12. 先心中暗想脐下丹田中似有如火般的热气，然后闭气，如憋忍大便一般。接着用意念将热气运至肛门，从肛门向上，沿腰间、背脊、后颈部及脑后，一直运至头顶之上。然后再闭气，将这股热气引导到额上，经过两太阳穴、耳根前、两面颊，降至喉下、心窝、肚脐，一直到下丹田为止。暗想似有火在烧，从而使遍身皆热。（图31-12）

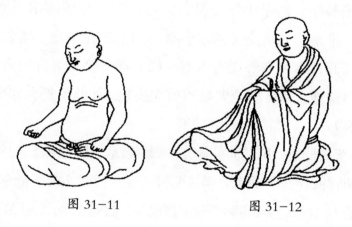

图 31-11　　　　　　　　　　　图 31-12

【原文】

第一图　闭目冥心坐，握固静思神

盘腿而坐，紧闭两目，冥忘心中杂念。凡坐，要竖起脊梁，腰不可软弱，身不可倚靠。握固者，握手牢固，所以闭关却邪也。静思者，静息思虑而存神也。

第二图　叩齿三十六，两手抱昆仑

上下牙齿相叩作响，宜三十六声。叩齿以集身内之神，使不散也。昆仑即头。以两手十指相叉，抱住后项，即用两手掌紧掩耳门，暗记鼻息九次，微微呼吸，不宜耳闻有声。

第三图　左右鸣天鼓，二十四度闻

记鼻息出入各九次毕，即放所叉之手，移两手掌按耳，以第二指叠在中指上，作力放下第二指，重弹脑后，要闻如击鼓之声。左右各二十四度，两手同弹，一先一后，共四十八声。仍放手握固。

第四图　微摆撼天柱

天柱即后颈。低头，纽颈，向左右侧视，肩亦随头左右摇摆，各二十四次。

第五图　赤龙搅水津，鼓漱三十六，神水满口匀，一口分三咽，龙行虎自奔

奔龙即舌。以舌顶上腭，又搅满口内上下两旁，使水津自生，鼓漱于口中三十六次。神水即津液，分作三次，要汩汩有声吞下。心暗想，目暗看，所吞津液直送至脐下丹田。龙即津，虎即气。津下去，气自随之。

第六图　闭气搓手热，背摩后精门

以鼻吸气闭之，用两掌相搓擦极热，急分两手摩后腰上两边，一边徐徐放气从鼻出。精门，即后腰两边软处。以两手摩三十六遍，仍收手握固。

第七图　尽此一口气，想火烧脐轮

闭口鼻之气，以心暗想，运心头之火下烧丹田，觉似有热，仍放气从鼻出。脐轮，即脐下丹田。

第八图　左右辘轳转

曲弯两手，先以左手连肩圆转三十六次，如绞车一般。右手亦如之。此单转辘轳法。

第九图　两脚放舒伸，叉手双虚托

放所盘两脚，平伸向前。两手指相叉，反掌向上，先安所叉之手于头顶，作力上托，要如重石在手托上，腰身俱着力上耸。手托上一次，又放下，安手头顶，又托上。共九次。

第十图　低头攀足频

以两手向所伸两脚底作力扳之，头低如礼拜状，十二次。仍收足盘坐，收手握固。

第十一图　以候神水至，再漱再吞津。如此三度毕，神水九次吞，咽下汩汩响，百脉自调匀。

再用舌搅口内，以候神水满口，再鼓漱三十六。连前一度，此再二度，乃共三度毕。前一度作三次吞，此二度作六次吞，乃共九次吞。如前咽下，要汩汩响声，百脉自周遍调匀。

第十二图　河车搬运毕，想发火烧身。

心想脐下丹田中似有热气如火，闭气如忍大便状，将热气运至谷道，即大便处，升上腰间、背脊、后颈、脑后、头顶止。又闭气，从额上、两太阳、耳根前、两面颊，降至喉，下心窝、肚脐，下丹田止。想似发火烧，遍身皆热。

三十二、沈氏导引术（清）

【提要】

沈氏导引术，是清人沈金鳌辑录的一套术式，是以治疗各种疾病为目的的导引术。沈金鳌，字芊绿，晚号尊生老人。江苏无锡人，工诗文，中年以后致力医学。《杂病源流犀烛》是其所编《沈氏尊生书》的一部分。沈氏认为导引、运功，本养生家修炼要诀，但欲长生，必先却病。因此其所导、所运，皆属却病之法。所以沈氏的这套术式在其书中是附在各类疾病源流之后。

此篇采自沈金鳌《杂病源流犀烛》，标题是编者所加。

【功法】

1. 坐地上，两腿向前伸直，脚跟着地，脚尖朝上，上身前屈，两手攀两脚尖三下，然后挺直上身，咽津，并用意念将津液送至脐下丹田。如此反复做二十四次。

2. 坐地上，一脚伸直，一腿屈膝，两臂轮流后振，各十五次。跪坐，两手向前撑地，头分别向左后、右后扭转，同时眼睛随头的扭转方向向左后、右后看，各十五次。此法能去除脾脏积聚风邪，增强食欲。

3. 在早晨三点到九点这段时间内，起床后不吃早饭，先站立，两脚并拢，脚跟抬起，以前脚掌着地，两手互握两肘。然后身体重心下降，待脚跟即将触及地面时，立即将身体重心提起，同时提踵。反复做十八次。注意醉饱后勿做，恐伤内脏。

4. 以两手握屋梁，使身体成悬垂，然后缓慢地深吸几口气，待气满后，两脚在空中做踏步动作十八次。能治疗胃口虚弱，郁隔气逆等症。

5. 坐地上，两手握拳，置于腰际，两臂同时向左右两侧作平冲拳六次。两臂胸前屈肘，以左手握住右手腕，右手指伸直，掌心向下，两臂同时向下按压。两手交替动作，各做三十次。站立，上体前屈，两手手指交叉，以掌心触地，然后两脚轮流踏手背上，各做三十次。此法能去除心胸间风邪、诸疾。做完后闭气、闭目，再咽液、叩齿各三次。

6. 平时经常将两手掌相对摩擦，早晚各一次。用手按摩两胁、肾俞穴、耳根、涌泉穴各一次，每次按摩百四十下。

7. 坐地上，先以左手按在左腿上，再以右手按在左手背上，然后上身向左右两侧扭转，各十五次。两臂屈肘，两手手指相叉，掌心向内，然后翻掌向外推出，使掌心向外，待两臂推直后，再翻掌收回于胸前，反复做十五次。此法能去除肝家积聚风邪、毒气。

8. 坐地上，以两手握住两脚大蹈趾，将两腿抬起，置于后颈上，然后做五次深呼吸。此法能引导腹中气在身体内周流，从而去除疝瘕病。

9. 两手掌相对摩擦，使掌心发热后，按摩风府穴百余次。两臂屈肘，两手手指相叉，紧抱脑后风府穴，然后压上体前屈百余次。

10. 平坐，将左脚放在右膝上，然后以右手握住左脚尖，左手攀左脚跟向右，同时头向左转。再将右脚放在左膝上，以左手握住右脚尖，右手攀右脚跟向左，同时头向右转。

11. 站立，左臂前上举，手指伸直，掌心向下，同时右臂后下举，手指伸直，掌心向上，然后闭住气息，将上身和头向左扭转。右臂前上举，手指伸直，掌心向下，同时左臂后下举，手指伸直，掌心向上，然后闭住气息，将上身和头向右扭转。左右交替，各做十七次。

12. 跏趺坐，两手握拳，按在两大腿上，然后叩齿三十六次，闭气二十一次，咽气三口。反复做三遍。

13. 两手掌相对摩擦，使掌心发热后，按摩额头及发际，这叫"修天庭"。每次按摩四十二遍，能使人面上有光泽。

14. 以两手按昆仑穴，然后仰头吐气，待气吐净后复吸气。两眼以左右上下的顺序进行转动。先睁眼转动，再闭眼转动，再睁眼转动，反复做若干次。

【原文】

1.伸足坐定，双捏儿诀，用力撑起，低头躬身渐下，以两手扳足尖三次。随原诀用力仰起，次咽津下降幽阙。如此躬法三十四回，养静半香效。

2.可大坐，伸一脚，屈一脚，以两手向后反掣，各三五度。亦可跪坐，以两手拒地，回顾用力虎视，各三五度。能去脾脏积聚风邪。喜食。

3.按寅卯辰时，空心披衣起床，正身直立，双手用力拿两肘膊，脚尖着地，脚跟双悬，起倒力春二九之数。醉饱勿行，恐伤脏腑。

4.以双手悬梁，将身下坠，微纳气数口，使气冲膈盈满，两脚踏步二九一度之数，郁膈气逆，胃口虚弱，不药而愈。

5.可正坐，以两手作拳，用力左右互相筑各六度。又可正坐，以一手按腕上，一手向下托空如重石。又以两手相叉，以脚踏手中各五六度。能去心胸间风邪诸疾。闭气为之良久，闭目，三咽津，三叩齿而已。

6.掌心无事任擦搓，早晚摩两胁、肾俞、耳根、涌泉，令人搓百四十回，固精多效。

7.可正坐，以两手相重按髀下，徐缓身左右各三五度。又可正坐，两手拽相叉，翻身向胸三五度。此能去肝家积聚风邪毒气。

8.坐舒两脚，以两手捉大拇指，使足上头下，极挽五息止，引腹中气遍行身体，去疝瘕病。

9.先擦手心极热，按摩风府百余次，后定心以两手交叉紧抱风府，向前拜揖百余。

10. 将左足搭右膝上，以右手扳左脚尖，左托脚跟扳向右，头即转左。右亦如之。

11. 以左手向前上伸，以右手向后下伸，闭气一口，扭身转项。左右转换各十七回。

12. 以两手拇指压无名指本节作拳，按跨跌坐，叩齿十六，屏气二十一息，咽气三口。再屏息，再咽。如是三作。

13. 热摩手心，频拭额上，谓之修天庭。连发标，二三七遍。面上自然光泽，所谓手宜在面是也。

14. 先以手抱昆仑，仰头吐气，或嘘或呵，泻面复纳。次以二目转动，左右上下。转时先开后闭，闭而复开。随时行之。

三十三、易筋经（清）

【提要】

易筋经，是我国民间广为流传的一套导引术，相传为南北朝时期由达摩传授给少林寺和尚的练功方法。这一功法是否为达摩所创，现多有争议，许多研究者以易筋经中的基本动作都能在长沙马王堆汉墓出土的《导引图》中找到相应的导引姿势为由，并根据现存有关文献分析认为，易筋经应是源于中国古代养生导引术。《易筋经》于明朝编撰成形，在流传、演化过程中才托名达摩，由少林寺所传。

易筋经以强身壮力为主要作用。易筋经的"易"指改变、变通、改换的意思；"筋"是指筋骨、筋膜；"经"是方法，带有指南、法典之意。"易筋经"就是改变筋骨肌肉的方法，也就是锻炼身体的方法。正如《易筋经·总论》所载："易筋者……

以挽回斡旋之法，俾筋挛者，易之以舒；筋弱者，易之以强；筋弛者，易之以和；筋缩者，易之以长；筋靡者，易之以壮。即绵泥之身，可以立成铁石"。从而说明了易筋经的强体健身作用。

易筋经的主要特点是动静结合，内静以收心调息，外动以强筋壮骨，以运动肢体为主，能使肌肉、筋骨在活动之中得到舒张、收缩，使肌肉、韧带富有弹性，筋骨强健，气血通畅，脏腑调和。

近十年的研究表明，习练易筋经可提高人体心血管系统、呼吸系统、消化系统、肌肉骨骼系统及中枢神经系统功能，提高机体免疫力，从而增强体质，延缓衰老。特别是在中老年人的身心健康方面，易筋经有其独特的功效。

此篇配图采自《内功图说》，原文采自《导引养生史论稿》。

【功法】

1.韦驮献杵第一势（图33-1）：正身站立，两脚并拢，两肩峰微微向上抬起，两手自然下垂，轻贴大腿的外侧，五指并拢微屈。平心静气，神态安祥，两眼半睁半闭，平视正前方，舌尖轻抵上腭，意守丹田，鼻吸口呼，缓慢呼吸。两臂慢慢提起，肘部先伸后屈，两掌心相对，两手合掌，置于胸前，手指朝上，然后收敛神气，思想专一，高度入静。

2.韦驮献杵第二势（图33-2）：站立，两手从合十当胸的架势，向左右分开，与肩相平行，摆成"一"字形，同时改为掌心朝上。两脚并拢，后脚跟稍抬起，脚尖点地，身体重心落在前脚掌上，然后两臂侧举，手指伸直，此时使心平气静，两眼瞪大，嘴巴张开，做目瞪口呆的样子。

3. 韦驮献杵第三势（图 33-3）：站立，两脚并拢，脚跟抬起，脚尖着地，两臂用力向上推举，掌心向上，手指尖相对，意念用眼向上内视，与此同时，脚跟继续升起，腰和两腿也用力挺直，并咬紧牙关，以舌头抵住上腭，使津液自生，待口中津满，用力咽下。期间用鼻子调匀呼吸。然后将两臂收回，再用力向上推举，反复做。

4. 摘星换斗势（图 33-4）：站立，两脚成丁字步，右手翻掌朝下，慢慢向背后移动，手背外劳宫穴紧贴左侧腰眼（脊柱第四腰椎旁开三寸）。左臂从身体左侧向上推举，手指伸直，掌心向上，手背盖在头的上方，同时头稍向左转，仰起，两眼看着左手背，但意念要集中在紧贴着腰眼的右手背，并以鼻子调匀呼吸二至五次而止。然后收回左臂，左手翻掌朝下，慢慢向背后移动，手背外劳宫穴紧贴右侧腰眼，再将右臂从身体右侧向上推举，手指伸直，掌心向上，手背盖在头的上方，同时头稍向右转，仰起，两眼看着右手背，但意念要集中在紧贴着腰眼的左手背，并以鼻子调匀呼吸二至五次而止。

5. 倒拽九牛尾势（图 33-5）：站立，左腿向前迈出一大步，右腿蹬直，成左弓步，左臂在左前方屈肘抬起，右臂向右后伸直，两手紧握拳，两拳心向上，两眼看着左拳。同时意念集中在两掌之中，鼻吸口呼，气沉丹田。吸气时，两眼内视左手掌向后拽拉；呼气时，两眼内视左手掌向前牵引。然后再换成右弓步，右臂在右前方屈肘抬起，左臂向左后伸直，两手紧握拳，两拳心向上，两眼看着右拳。同时意念集中在两掌之中，鼻吸口呼，气沉丹田。吸气时，两眼内视右手掌向后拽拉；呼气时，两眼内视右手掌向前牵引。如此反复，连做数遍。

6. 出爪亮翅势（图33-6）：站立，两脚左右分开，略与肩同宽，两臂屈肘与两肩齐平，手指朝上，掌心向前，向前推去，配合呼气，同时两眼怒目而视。前推时，开始轻轻为之，如推门窗，继而尽力为之，重如排山。待两臂推直后慢慢收回，使掌腕肘臂贴拢在两侧胸胁。内收的同时，配合吸气。然后再推出去。反复做七次。

7. 九鬼拔马刀势（图33-7）：站立，两脚并拢，左臂屈肘抬起，左手从脑后握住颈后右侧，同时头向右转，左手四指紧贴右侧耳朵的尖端，颈用力使头向后仰；右臂则在背后屈肘，右手尽量向上伸。右臂屈肘抬起，右手从脑后握住颈后左侧，同时头向左转，右手四指紧贴左侧耳朵的尖端，颈用力使头向后仰；左臂则在背后屈肘，左手尽量向上伸。两臂交替进行。习练时要身直气静。

8. 三盘落地势（图33-8）：站立，两脚左右分开，略与肩同宽，以舌抵上腭，咬紧牙关，两眼睁开，然后两腿屈膝，上身下沉，成半蹲状，同时两臂左右分开与肩相平，屈肘，手指伸直，掌心向下，两臂随身体下蹲用力向下缓缓按压，按压时要如按压物品一般，在克服阻力中进行。待身体成蹲姿时，两臂用力上提，同时翻掌向上推举，这时意念两掌心压有重物，身体慢慢站起，两手随之升起，升起时意念两掌心压有重物，十分沉重。习练时要闭住嘴巴，眼睛瞪大。

9. 青龙探爪势（图33-9）：承上，左手翻掌，变成龙探爪，五指分开，半伸半屈，掌心空圆，顺势缩向右侧胁肋部。右手一并翻掌，变成龙探爪，向左侧前方探抓。随着左手后缩，右手左探，腰腹部放松，向左扭转。在上述动作的过程中，同时呼气，撮口用意念发"嘘"字音，但不能读出声音来。嘘气毕，保持左手后缩，右手左探姿势，慢慢吸气。吸气后，缩回右掌，置于右侧胁肋部，右手向右侧前方抓去，放松腰腹，向右扭转，同时呼气发"嘘"字音。如此左右手交替进行，连做两遍。

10. 卧虎扑食势（图33-10）：站立，左腿向前跨一步成左弓步，然后上身前屈，两手指在左脚前撑地，同时腰部挺直，臀部略举起，使臀、腰、背几乎在一个平面上。然后向前上方挺胸抬头，随后双手肘关节缓缓屈伸，做俯卧撑三至五次，并在肘关节由屈变伸时，慢慢用鼻均匀呼气，在由沉变起时，用鼻均匀慢慢吸气。左右两腿交替习练。

11. 打躬势（图33-11）：站立，两脚并拢，两腿挺直，两臂屈肘，两手抱住脑后，两掌心紧贴耳部，十指相对。两手抱定，慢慢俯身弯腰前屈，将头向两膝弯垂，使前额触膝，但不可硬作强求。弯垂时两腿要挺直，不能弯曲。同时要求以舌抵腭，咬紧牙关，鼻吸鼻呼。弯腰、垂头后，慢慢直立，恢复站立姿势，全身放松，息心静虑，意守丹田，轻叩后脑，共叩二十四次。

12. 掉尾势（图33-12）：站立，两脚左右分开，略与肩同宽，两腿挺直，上身前屈，两手手指交叉，以掌心触地，意念集中在两掌心，同时头向上抬起。瞪睁两眼，排除杂念，集中精神。而后身体直立，两腿左右振脚二十一次，两臂向左右冲拳七次。盘腿而坐，眼睛微闭，以鼻呼吸，心神入静，功法毕。

【原文】

韦驮献杵第一势

立身期正直，环拱手当胸，

气定神皆敛，心澄貌亦恭。

韦驮献杵第二势

足趾拄地，两手平开，

心平气静，目瞪口呆。

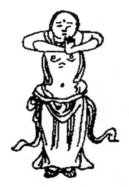 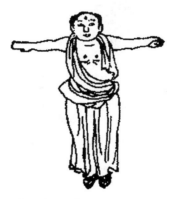

图 33-1　韦驮献杵第一势图　　图 33-2　韦驮献杵第二势图

韦驮献杵第三势

掌托天门目上观，足尖着地立身端，

力周骽胁浑如植，咬紧牙关不放宽，

舌可生津将腭抵，鼻能调息觉心安，

两拳缓缓收回处，用力还将挟重看。

摘星换斗势

单手擎天掌覆头，更从掌内注双眸，

鼻端吸气频调息，用力收回左右侔。

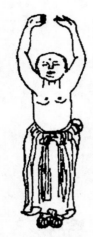 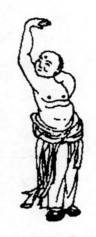

图 33-3　韦驮献杵第三势　　　　图 33-4　摘星换斗势

倒拽九牛尾势

两骽后伸前屈，小腹运气空松，

用力在于两膀，观拳须注双瞳。

出爪亮翅势

挺身兼怒目，推手向当前，

用力收回处，功须七次全。

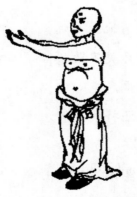 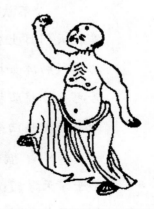

图 33-5　倒拽九牛尾势图　　　　图 33-6　出爪亮翅势图

九鬼拔马刀势

侧首弯肱，抱项及颈，

自头收回，弗嫌力猛，

左右相轮，身直气静。

三盘落地势

上腭坚撑舌，张眸意注牙，

足开蹲似踞，手按猛如拿，

两掌翻齐起，千觔重有加，

瞪睛兼闭口，起立足无斜。

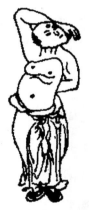 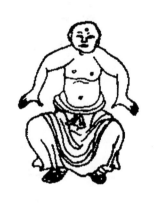

图 33-7　九鬼拔马刀势图　　图 33-8　三盘落地势图

青龙探爪势

青龙探爪，左从右出，

修士效之，掌平气实，

力周肩背，围收过膝，

两目注平，息调心谧。

卧虎扑食势

两足分蹲身似倾，屈伸左右骸相更，

昂头胸作探前势，偃背腰还似砥平，

鼻息调元均出入，指尖着地赖支撑，

降龙伏虎神仙事，学得真形也卫生。

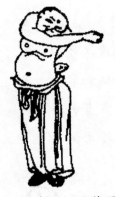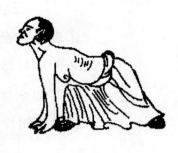

图 33-9　青龙探爪势图　　　图 33-10　卧虎扑食势图

打躬势

两手齐持脑，垂腰至膝间，

头惟探胯下，口更啮牙关，

掩耳聪教塞，调元气自闲，

舌尖还抵腭，力在肘双弯。

掉尾势

膝直膀伸，推手自地，

瞪目昂头，凝神一志，

起而顿足，二十一次。

左右伸肱，以七为志，

更作坐功，盘膝垂眦，

口注于心，息调于鼻，

定静乃起，厥功维备。

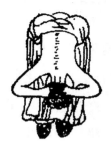

图 33-11　打躬势图

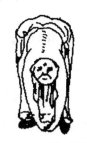

图 33-12　掉尾势图

三十四、延年九转法（清）

【提要】

《延年九转法》由清朝方开所辑，是以自我按摩脐腹为主的导引功法。习练时或立或坐，或取卧位，脱衣松裤，全身放松，排除杂念，静心息虑，意守腹部丹田，自然呼吸，深长细匀。该法共九节、十图（包含"全图说"）。卷首有清雍正年间颜伟序，言："余少多疾，药饵导引，凡可愈疾者，无不遍访，最后始识方君。凡游戏玩弄之术，试其技，能者不具述，第求其却病之方。方君曰：'吾道之妙，医不假药，体乎易简之理，合乎运行之数，天以是而健行，人以是而延生，岂第却病已乎？'乃语以延年九转法，其道妙合阴阳，中按节度，余循习之，疾果渐减。后以此法语亲友中，病者无不试有奇效。"卷后有清道光年间韩德元跋，自言患失眠症二十余年，"遍访医方调治，竟未能愈"，后得延年九转法，"朝夕定心闭目，调息守中，如法课之，作为性命之功。未及两月，患已若失，每晚课毕，竟能彻夜酣睡，次日精神爽朗，行数十里，脚力更觉轻健"。由此可见，这是一套具有良好治病养生功效的导引术式。

传说方开身材魁梧，撼之若铁，声音宏亮，犹如钟鸣，动作轻捷，行走如飞，去市中买饼，往返四十余里，饼犹炙手，由此可见其功效。方氏认为："摩腹之法，以动化静，以静运动，顺乎五行，发其生机，神其变化。故能通和上下，分理阴阳，去旧生新，充实五脏，驱外感之诸邪，消内生之百症。补不足，泻有余。消长之道，妙应无穷。何须借药烧丹，自有却病延年之实效耳。"

此图及原文均采自《导引养生》。条目为编者所加。

【功法】

1. 按摩心窝部（图 34-1）：将两手中间三指对插轻夹，在心窝部由左向下、向右、向上、向左，按顺时针方向划圆按摩，连续按摩二十一次。

2. 按摩腹中线部位（图 34-2）：将两手中间三指对插轻夹，从心窝部沿腹中线且揉且下移，慢慢揉至耻骨联合处，共按摩二十一次。

3. 按摩腹部两侧部位（图 34-3）：两手从耻骨联合处向两边分开，边按摩边向上移动，逐渐按摩到心窝部位，两手交接后停止。两手各按摩二十一次。

4. 推按腹中线部位（图 34-4）：两手在心窝部交接后，三指对插轻夹，由心窝部用力向下推按至会阴部，连续下推共二十一次。

5. 右手绕脐腹按摩（图 34-5）：先将左手四指在前，大拇指在后，插在左侧腹股沟处不动，再用右手由左向下、向右、向上、向左绕脐在腹部划圆按摩，连续按摩二十一次。要求每按摩一次，按摩划圆的范围扩大一圈，由小圈到大圈，最后按摩遍整个腹部。

6. 左手绕脐腹按摩（图 34-6）：先将右手四指在前，大拇指在后，插在右侧腹股沟处不动，再用左手由右向下、向左、向上、向右绕脐在腹部划圆按摩，连续按摩二十一次。要求每按摩一次，按摩划圆的范围扩大一圈，由小圈到大圈，最后按摩遍整个腹部。

7. 推按左侧胸腹（图 34-7）：左手置于左侧髂棘上方，做叉腰状，拇指向前，四指托后，轻轻捏定；右手中三指按压在左乳下方，然后以此为起点，直推到左侧腹股沟而止，如此连续推按二十一次。

8. 推按右侧胸腹（图 34-8）：右手置于右侧髂棘上方，做叉腰状，拇指向前，四指托后，轻轻捏定；左手中三指按压在右乳下方，然后以此为起点，直推到右侧腹股沟而止，如此连续推按二十一次。

9. 盘坐摇转（图 34-9）：盘腿坐在地上或床上，两手握拳（拇指在里，四指收拢），分别按两膝上，全身放松，足趾微向下屈。上身微向下俯，先自左向前、向右、向后、复向左，按顺时针方向大幅度摇转二十一次，然后自右向前、向左、向后、复向右，按逆时针方向大幅度摇转二十一次。在向左摇转时，应将胸肩摇出左膝；摇转向前时，应将上身摇伏膝上；摇转向右时，应将胸肩摇出右膝；摇转向后时，应将上身尽量往后倒，总之以大幅度摇转为佳。但又不可心躁图速，着意急摇。

10. 注意事项（图 34-10）：本功法第一至第八法可采取任意姿势，只求心静体适，依次做完。习练第九法的摇转时，务必取坐势，在盘坐中进行。第一至第九法每次可连续做三到七遍，也可先做第一至第八法三至七遍，然后做第九法盘坐摇转二十一次。在按摩腹部时，须凝神静虑，手指轻摩缓动。通常每日要做三课，在清晨睡醒时做，称为早课；在中午做，称为午课；在晚上临睡前做，称为晚课。如遇有事，早晚两课不能减少。初次习练，一课为三遍，三日后一课为五遍，七日后一课为七遍。无论多少，都要坚持习练，不可间断。

【原文】

1. 转法一：以两手中三指按心窝，由左顺摩圆转二十一次。

2. 转法二：以两手中三指，由心窝顺摩而下，且摩且走，摩至脐下高骨为度。

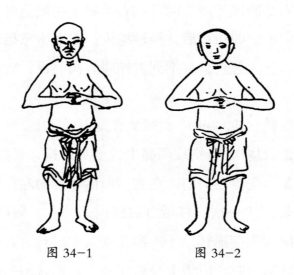

图 34-1   图 34-2

3. 转法三：以两手中三指，由高骨处向两边分摩而上，且摩且走，摩至心窝，两手交接为度。

4. 转法四：以两手中三指，由心窝向下，直推至高骨二十一次。

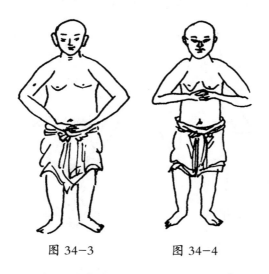

图 34-3　　　　　图 34-4

5.转法五：以右手由左绕摩脐腹二十一次。

6.转法六：以左手由右绕摩脐腹二十一次。

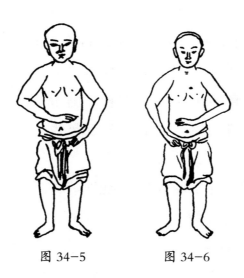

图 34-5　　　　　图 34-6

7.转法七：以左手将左边软胁下腰肾处，大指向前，四指托后，轻捏定；用右手中三指，自左乳下直推至腿夹二十一次。

8.转法八：以右手将右边软胁下腰肾处，大指向前，四指托后，轻捏定；用左手中三指，自右乳下直推至腿夹二十一次。

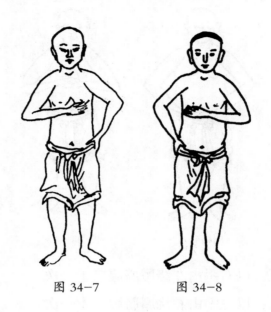

图 34-7   图 34-8

9.转法九：推毕遂跌坐，以两手大指押子纹，四指拳屈，分按两膝上。两足十指亦稍钩曲，将胸自左转前，由右归后，摇转二十一次。毕。又照前自右摇转二十一次。前法，如摇身向左，即将胸肩摇出左膝，向前即摇伏膝上，向右即摇出右膝，向前即弓腰后撤，总以摇转满足为妙。不可急摇，休使著力。

10.全图说：凡摩腹时，须凝神静虑于矮枕，平席正身，仰卧齐足，手指轻摩缓动，将八图换次做完为一度。每逢做时，连作七度。毕，遂起坐，摇转二十一次。照此清晨睡醒时做，为早课；午中做，为午课；晚上临睡做，为晚课。日三课为常，倘遇有事，早晚两课必不可少。初做时，一课三度，三日后一课五度，再三日后一课七度。无论冗忙，不可间断。

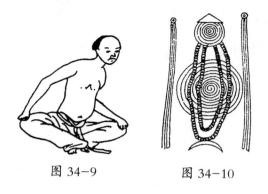

图 34-9　　　　　　　　图 34-10

三十五、静慎山房导引图（清）

【提要】

《敬慎山房导引图》是程宝书于 1985 年在中国中医科学院图书馆发现的。书成于清朝，作者署名为敬慎山房（又为敬春山房），由敬慎山房主人昆岚绘制。此导引图以黑线勾勒着彩而成，每图色彩艳丽，线条优美，活灵活现，栩栩如生。整套导引图共24幅，介绍了24种健身、治病的导引方法，其中坐式9幅、立式与卧式各6幅、蹲式2幅、跪式1幅，每图匀有附文，以问答形式释阐图意，文字秀丽，言简意赅，首章尾印，错落有致，有如精美的书法作品。此功法将导引、按摩与闭息、冥目、叩齿相配合，简单实用，易学易会，对于大众的健身防病保健，具有较高的实用价值。

此篇图、文均采自程宝书、杨超整理的《敬慎山房导引图》，功法标题由编者所加。

【功法】

1. 调理血气法（图 35-1）：临睡觉时将身体仰面而卧，一只手按摩胸部，另一只手按摩头顶，左、右手依序按压。长期习练此法，可使人精力充沛，气血旺盛，脉络疏通，各种疾病可不药而愈。

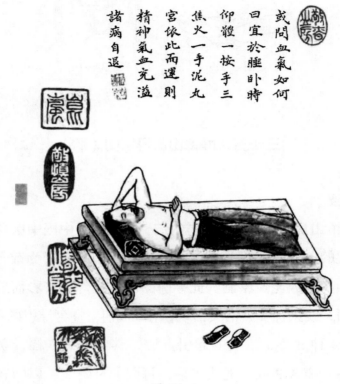

或問血氣如何
曰宜於瞌卧時
仰體一按手三
焦火一手泥丸
宮依此而運則
精神氣血充溢
諸病自退

图 35-1

2. 融会正气法（图 35-2）：屏住呼吸，闭目正坐，双手抱住两膝，左右手用力的同时用意念默默地转运元气，使邪气从小便而出。长期习练此法，可调理元气，使元气充盈而通畅，因而可健康长寿。

3. 疏理瘀血法（图 35-3）：站立，反背两手，握拳，捶背四十九下，叩齿四十九下。长期习练此法，可以消除因瘀血停滞而产生的肿胀，疏理瘀血，使血脉贯通。

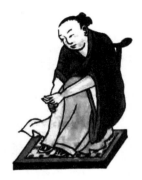

問理瘀血如何
曰宜立反兩手
拳搥背四十九
叩齒四十九能
散精腫而血貫
通然

欲融會正氣如
何曰宜閉息冥
目正坐以兩手
抱雙膝左右盡
力而然運其氣
從小便而出乃
能脫體自浮仙
道耳

图 35-2

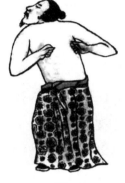

图 35-3

問靈弱如何曰
宜屏氣跪坐虎
視其目以兩手
托後俟氣足叩
齒嚥液能健脾
補腎

問失力如何曰
宜正坐使兩拳
於左右盡刀按
膝而運叩齒嚥
液能補神氣力
無不足者也

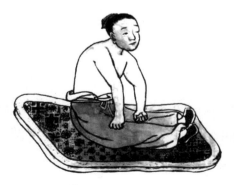

图 35-4

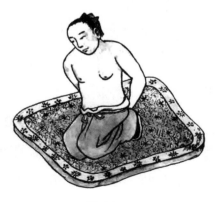

图 35-5

4. 补气强身法（图35-4）：正坐，用两拳分别用力按压左右膝盖，不断活动，同时叩齿，将口中溢出的唾液咽下。长期习练此法，可补神益气，强身壮力。

5. 健脾补肾法（图35-5）：双膝跪坐，屏住呼吸，双目圆睁，像老虎那样凶狠地盯着，将两手托在背后，等待元气充足，叩动牙齿，将口中津液汩汩咽下。长期习练此法，可健脾补肾，补益气血。

6. 返老还童法（图35-6）：仰面而卧，伸出右手去攀左足，伸出左手在后背按摩右肾。长期习练此法，可使精气充足，有返老还童之效。

7. 保养正气法（图35-6）：穿膝而坐，双手不断按压小腿，心中无所想，屏住呼吸，默默运气，同时叩齿，待气足后停止。长期习练此法，可清正心怀，戒除各种欲望，保养人体正气。

8. 调治腹痛法（图35-8）：身直立，用两手按压腹部（压痛点），再按摩胸、腹、三焦所在部位，不断运气，同时慢慢行走百步，叩齿三十六下。长期习练此法，可调和体内气机，使气机通达而腹痛得治。

9. 调理腰疾法（图35-9）：身直立，先用两手按摩命门穴一百下，再将两手按在腰间，默运其气。长期习练此法，可治愈腰疾，还能治疗腰痛、疝气等病症。

10. 止晕宁眩法（图35-10）：盘膝而坐，两手掩耳，运气片刻，敲击颈项后四十九下，叩齿四十九下。长期习练此法，可调治头晕目眩，散风邪，治疗头目疾病。

欲養正氣如何
日宜穿膝坐禀
手按脛言忘
怒忘樂閉息然
運叩齒氣足而
止則心自正諸
欲可戒

欲養元真如何
日宜仰臥挽右
手摯左足伸左
手按右腎法而
運則其丹自足
反老還童也

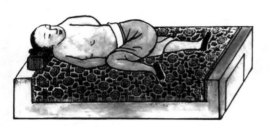

图 35-6

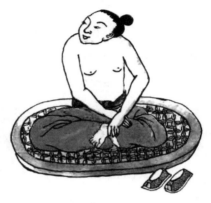

图 35-7

或問腹痛如何
日宜平立以兩
手按腹摩三焦
而運氣徐行百
步叩齒三十六
則氣和不及矣

欲理腰疾如何
日宜平立以兩
手摩腎經命門
百下復佇一節
在於腰間運其
氣則痛愈並治
腰痛疝氣

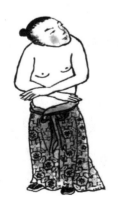

图 35-8

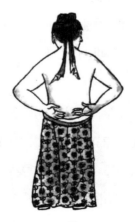

图 35-9

11. 诸经却病法（图 35-11）：俯卧，用被子缠住身体，露出手、足和额部。长期习练此法，可使肺、肝、肾、心、脾五脏位置安定，令精、神、气之源牢固，祛除各经络的病症。

12. 清心寡欲法（图 35-12）：屏住呼吸，怒睁双目，像老虎那样凶狠地盯着，用一只手托起睾丸，断绝非礼之想，默默运气片刻。长期习练此法，可清心寡欲，保养心态，避免欲望伤身，成为获得仙道（长生不老术）的人。

13. 补虚扶羸法（图 35-13）：仰面而卧，双腿曲于胸前，两手抱住双膝，用力抱紧，然后按常法放松肢体睡觉。长期习练此法，可增益气血，祛除疾病，延年益寿，强壮正气。

14. 疏通气郁法（图 35-14）：站立，交叉两手上擎，慢慢地走百步，屏住呼吸，一边叩齿，一边运气，等待气足之后停止。长期习练此法，可舒达气郁，治疗气机郁结的各种病症。

15. 调止劳嗽法（图 35-15）：两脚分开，曲腿下蹲，两手按在脑后，屏住呼吸，闭上眼睛，运气到膀胱穴，若腹中鸣响，则过剩之心火得归于肾水。长期习练此法，可治疗虚劳咳嗽。

16. 冶炼元神法（图 35-16）：屏闭呼吸，闭上眼睛，穿膝而坐，伸出两手上擎，左右用力上举六七次，同时叩齿，咽下口中津液。长期习练此法，可增强人体的气血精神，使身体无虚弱之忧。

17. 保养血脉法（图 35-17）：站立，徐徐迈步，两手左右舞动，两足左右跳动，运气片刻，叩齿三十六次。长期习练此法，可调养血脉，治疗手足痿软无力、麻木不仁等病症。

18. 驱寒除热法（图 35-18）：穿膝而坐，翘起头，左右顾盼，左手尽量用力托举，直待额头汗出。长期习练此法，可疏散风邪，

欲諸經却病如
何曰宜反身而
卧以被褪體露
其手足額則金
木水火土位定
而精神氣之本
固矣

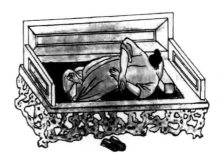

或頭暈目眩如
何曰宜盤膝坐
以兩手抱耳連
片時擊項後四
十九叩齒四十
九主散風氣理
頭目之実

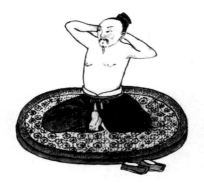

图35-10

图35-11

若問身之衰弱
如何曰宜仰卧
以兩手抱雙膝
左右盡力依法
而卧則氣充榮
而病却延年氣
自壯矣

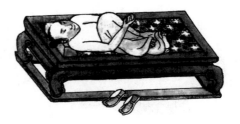

諸欲既難戒性
敢問養心如何
曰屏氣宪視以
一手托腎絕非
禮之思默運片
時能清心寡慾
而得仙道者也

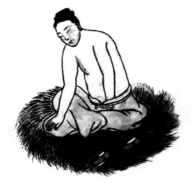

图35-12

图35-13

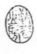

比咎欲止勞嗽
如何曰宜蹲踞
以兩手按於腦
後閉息寞目運
其氣至膀胱穴
鳴則火性歸水
而嗽自可止矣

或問氣不能舒
如何曰正立攓
謹兩手縶止徐
行百步閉息叩
齒以運氣足遂
止其鬱結之患
而自釋矣

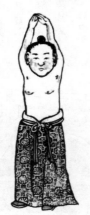

图 35-14

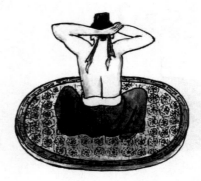

图 35-15

欲養血脉如何
曰宜平立徐步
以兩手左右舞
兩足左右踏運
片時叩齒三十
火養血膠手足
痿痹不仁

欲煉元神如何
曰宜屏氣膜目
穿膝坐伸兩手
上縶左右舉力
六七度叩齒嚥
液自無靈弱之
患

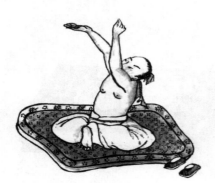

图 35-16

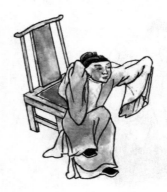

图 35-17

古代导引养生辑要

252

消退寒热，治疗外邪侵袭之症。

19. 固精止遗法（图 35-19）：端正而坐，两手相叠按在大腿上，转身抬头，左右摇转六七次，然后叩齿，吞咽口中津液。长期习练此法，可补益肾气之亏虚，调治遗精之病症。

20. 固炼元精法（图 35-20）：两手弯曲压于臀部，伸直一条腿，左右手用力，运气片刻，然后叩齿，咽下口中的津液。长期习练此法，可固炼精气，增益气血，使精气充盈内守。

21. 散邪消食法（图 35-21）：站立，向后退步而走，抬起头，左右顾盼，左右手如拉弓射箭状，运气片刻。长期习练此法，可祛散邪气，帮助消化，调治感受邪气引起的消化不良。

22. 除湿消肿法（图 35-22）：弯曲左侧大腿而坐，伸出两手，握住左脚，尽量使用左膝的力量，放松大腿；再弯曲右侧大腿，伸出两手，握住右脚，尽量使用右膝的力量。如此，左右腿反复进行，待四肢汗出而止。长期习练此法，可疏通瘀血，消除湿肿，调治因湿浊内蕴而致的水肿病。

23. 补益元气法（见 35-23）：弯曲上臂，枕于头下。右手按命门穴，屈腿提起足跟抵于肛门，运气片刻。长期习练此法，可使体内心肾之水火交济，鼓舞一身之元气，调补元气不足。

24. 荣精种子法（图 35-24）：选择子日子时平卧，两手抱头，两腿弯曲过脐，以运行阳刚之气。长期习练此法，可使生殖机能健旺，调治不育症，是生子之妙法。

【原文】

1. 调理血气法

或问："血气如何？"曰："宜于睡卧时仰体，一按三焦火。一手按泥丸宫，依次而运，则精神气血充溢，诸病自退。"

或問道精如何
曰正坐叠手按
脛轉身拗頭左
右六七度然後
扣齒嚥液充腎
遺精不遺矣

或問寒熱攻伐
如何曰宜穿膝
坐拗頭左右顧
以左手盡力托
候額汗出克散
風氣寒熱自退

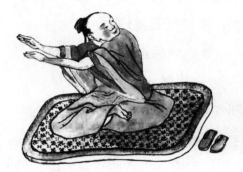 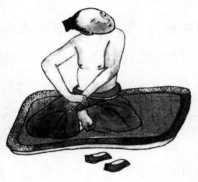

图 35-18　　　　图 35-19

或問感氣停食
如何曰宜平立
逃步拗頭左右
顧易左右如引
弓以運片時主
散氣食之養也

欲煉元精如何
曰宜兩手踞屈
壓一股直伸一
股左右手盡力
運片時然後扣
齒嚥液則血氣
剛強元精真固
矣

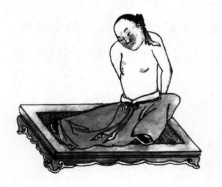 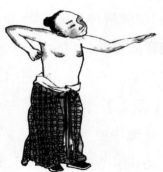

图 35-20　　　　图 35-21

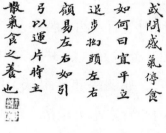

或問濕腫如何
曰宜屈股坐仲
兩手攀一足盡
左右膝中力放
而復收俟四股
汗出是運滯血
濕腫之患

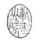

或問元氣不足
如何曰宜曲肱
而枕一手拊命
門挽足跟抵穀
道運片將則水
火交濟立助其
陽

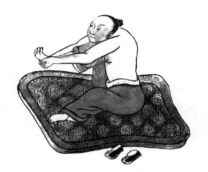

图 35—22

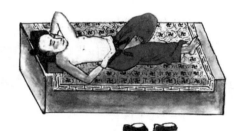

图 35—23

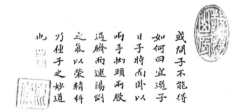

或問子不能得
如何曰宜邀子
日子將而卧以
兩手拊頤兩股
過膝而運陽劉
之氣以榮精料
乃種子之妙道
也

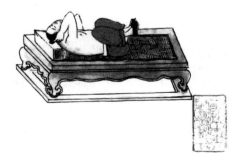

图 35—24

2. 融会正气法

"欲融会正气如何？"曰："宜闭息瞑目正坐，以两手抱双膝，左右尽力而默运其气，从小便而出，乃能脱体自得仙道耳。"

3. 疏理瘀血法

问："理瘀血如何？"曰："宜立，反两手，拳搥背四十九，叩齿四十九，能散精肿而血贯通然。"

4. 补气强身法

问："失力如何？"曰："宜正坐，使两拳于左右尽力按膝而运，叩齿咽液，能补神气，力无不足者也。"

5. 健脾补肾法

问："虚弱如何？"曰："宜屏气跪坐，虎视其目，以两手托后，候气足，叩齿咽液，能健脾补肾。"

6. 返老还童法

"欲养元真如何？"曰："宜仰卧，挽右手攀左足，伸左手按右肾法而运，则其丹自足，返老还童也。"

7. 保养正气法

"欲养正气如何？"曰："宜穿膝坐，累手按胫，忘言，忘怒，忘乐，闭息默运，叩齿，气足而止，则心自正，诸欲可戒。"

8. 调治腹痛法

或问："腹痛如何？"曰："宜平立，以两手按腹，摩三焦而运气，徐行百步，叩齿三十六，则气和不及（疾）矣。"

9. 调理腰疾法

"欲理腰疾如何？"曰："宜平立，以两手摩肾经命门百下，复伫一节在于腰间，运其气则痛愈，并治腰痛、疝气。"

10. 止晕宁眩法

"或头晕目眩如何？"曰"宜盘膝坐，以两手掩耳，运片时，击项后四十九，叩齿四十九，主散风气，理头目之虞。"

11. 诸经却病法

"欲诸经却病如何？"曰："宜反身而卧，以被缠体，露其手足额，则金木水火土位定，而精神气之本固矣。"

12. 清心寡欲法

"诸欲既难戒性，敢问养心如何？"曰："屏气虎视，以一手托肾，绝非礼之思，默运片时，能清心寡欲而得仙道者也。"

13. 补虚扶羸法

若问："身之衰弱如何？"曰："宜仰卧，以两手抱双膝，左右尽力。依法而卧，则气充荣而病却延年，气自壮矣。"

14. 疏通气郁法

或问："气不能舒如何？"曰："正立，权谨两手擎止（上），徐行百步，闭息叩齿以运，气足遂止，其郁结之患而自释矣。"

15. 调止劳嗽法

比答："欲止劳嗽如何？"曰："宜蹲踞，以两手按于脑后，闭息瞑目，运其气至膀胱穴，鸣则火性归水，而嗽自可止矣。"

16. 冶炼元神法

"欲炼元神如何？"曰："宜屏气瞑目，穿膝坐，伸两手上擎，左右举力六七度，叩齿咽液，自无虚弱之患。"

17. 保养血脉法

"欲养血脉如何？"曰："宜平立，徐步，以两手左右舞，两足左右蹈，运片时，叩齿三十六，养血，瘳手足痿痹不仁。"

18. 驱寒除热法

或问："寒热攻伐如何？"曰："宜穿膝坐，拗头左右顾，以左手尽力托，俟额汗出，冲散风气，寒热自退。"

19. 固精止遗法

或问："遗精如何？"曰："正坐，叠手按膇，转身拗头，左右六七度，然后叩齿咽液，充肾虚，精不遗矣。"

20. 固炼元精法

"欲炼元精如何？"曰："宜两手踞屈压一股，直伸一股，左右手尽力，运片时，然后叩齿咽液，则血气刚强，元精真固矣。"

21. 散邪消食法

或问："感气停食如何？"曰："宜平立，退步，拗头，左右顾易，左右如引弓，以运片时，主散气食之养也。"

22. 除湿消肿法

或问："湿肿如何？"曰："宜屈股坐，伸两手攀一足，尽左右膝中力，放而复收，俟四股汗出，是运滞血湿肿之患。"

23. 补益元气法

或问："元气不足如何？"曰："宜曲肱而枕，一手按命门，挽足跟，抵谷道，运片时，则水火交济，立助其阳。"

24. 荣精种子法

或问："子不能得如何？"曰："宜选子日子时而卧，以两手拗头，两股过脐而运阳刚之气，以荣精科，乃种子之妙道也。"

三十六、陈氏太极拳（清）

【提要】

太极拳作为拳术之一，早期曾被称为"长拳""绵拳""十三势""软手"。至清朝乾隆年间（1736—1795），山西武术家王宗岳著《太极拳论》，才确定了"太极拳"的名称。"太极"一词源出《周易·系辞》，含有至高、至极、绝对、唯一的意思。

太极拳的起源众说纷纭，大致有唐朝许宣平、明朝张三丰、明朝戚继光、清朝陈王廷和王宗岳等几种不同的说法。据中国武术史学家唐豪等考证：太极拳有两大分支，一支传承于武当派武术之中，秘不外传，只有赵堡太极拳传承于外；另一支最早传习于河南省温县陈家沟陈姓家族中，依次流传给杨氏、武氏、吴氏、孙氏等太极拳流派。

陈氏太极拳的创编人陈王廷，是一位卓有创见的武术家，他总结有五套拳、五套锤、十五红、十五炮、红炮锤、一百单八式长拳以及别开生面的演练方法——双人推手等多种拳术套路，并创编了刀、枪、剑、棍、锏、双人粘枪等武术器械套路。这些拳械套路均据太极之理，由无极至太极，由无相而生有相，由静而生动，每招每式都分有阴阳（即虚、实、柔、刚、静、动等），形成了太极拳械的雏形，在陈氏家族中世代相传，形成了陈氏太极拳。

陈氏太极拳适于中青年导引爱好者养生强体。习练陈氏太极拳时须排除杂念，精神专注，按经络通路螺旋缠绕，使百脉通畅，气血周流全身，同时以意行气，以气运身，内气发于丹田，经任、督、带、冲诸经脉，上行肩、臂、肘、腕，下行胯、膝、踝，以至于手指脚趾，周流全身后，复归于丹田，故通任督二脉，练带脉、冲脉，有活动筋骨、疏通经脉、行气活血的作用。锻炼时，应腹式自然呼吸，呼吸深长、柔和、均匀，气沉丹田；全身放松，沉肩坠肘，松胯松腰，以腰为轴，旋腰转脊，带动全身活动；动作要轻柔自然，连绵不断，使意气相合，百脉周流。本法动作与腹式呼吸自然协调，通过横膈的不断升降和胸、背及腹部肌肉的弧形松沉与旋转运动，以及肛门括约肌的一紧一松，起到了调和脏腑、防治疾病、增进健康的作用。研究结果表明，长期习练陈氏太极拳能够改善神经内分泌系统机能，增强心血管功能，改善微循环，控制高血压，调节和改善血脂，减缓脑动脉硬化的发生，还有利于改善运动能力，发展骨骼的支撑力和肌肉体积，加强肌肉力量和耐力，减缓运动功能衰退，并对人的情绪调节有积极作用，从而起到增强体质、延缓衰老、健身延年的作用。

本篇陈氏太极拳图及功法采录自《陈氏太极拳》，分四段，三十八势。

【功法】

第一段

第一势　预备势

预备（图 36-1）

动作 1（图 36-2）：直立正身，双目平视前方，口唇轻闭，牙齿轻合（面南背北）。身体缓缓下沉。

动作 2（图 36-3）：左脚跟抬起。

动作 3（图 36-4）：左脚横开与肩同宽。

动作 4（图 36-5）：左脚踏地立实，重心位于两腿之间。

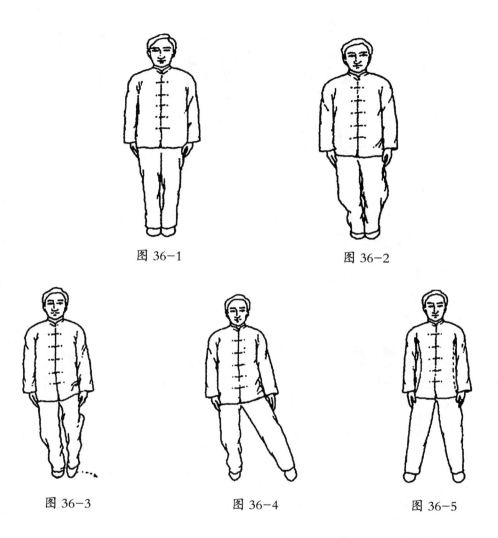

图 36-1　　　　　　　　　　　图 36-2

图 36-3　　　　　　图 36-4　　　　　　图 36-5

第二势　金刚捣碓

动作 1（图 36-6）：双手缓慢向上抬起，与肩同宽。

动作 2（图 36-7）：双手随身体向下沉，落于腹前。

动作 3（图 36-8、9）：身体微向左转，左手向外旋，右手向内旋，运至与左肩相平，重心要偏右。

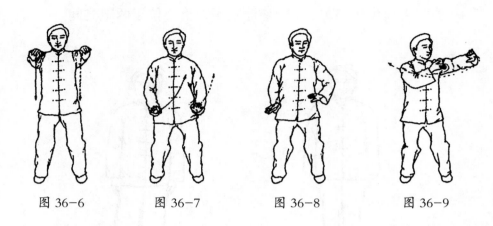

图 36-6　　　　图 36-7　　　　图 36-8　　　　图 36-9

动作 4（图 36-10、11、12）：身体向右侧转，重心要左移，右脚尖向外侧摆，左手向内侧旋，右手向外侧旋，向右运至身体右侧，移至与右肩同高。

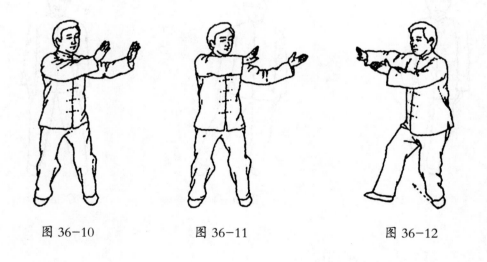

图 36-10　　　　　　图 36-11　　　　　　图 36-12

动作 5（图 36-13、14）：重心右移，左脚抬起，向左前 45 度开步，脚跟着地，双目平视前方。

动作 6（图 36-15、16、17）：身体先微微向右转，随即向左转，左手向外旋，右手向内旋，随着身体向左前方运出，左手至左前方，右手至右后方，同时身体重心向左移，左脚尖朝向前。

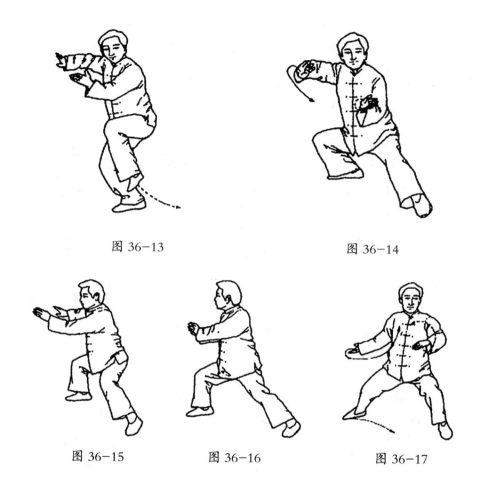

图 36-13

图 36-14

图 36-15

图 36-16

图 36-17

动作 7（图 36-18、19、20）：左手继续向上领，然后双手相合于右胸前，左手合于右小臂中部，同时右腿上步至右前方，脚尖点地。

动作 8（图 36-21）：重心下沉，同时左手向内旋，双手随重心下沉至腹前。

动作 9（图 36-22）：右膝抬起与腹相平，脚尖向下，同时左手向上置于腹前，右手握拳，屈肘向上，抬至与肩同高。

动作 10（图 36-23）：右脚用力向下，震脚落地，同时右拳落在左掌心中。

要点：左脚向前方贴地轻轻铲出，要"如临深渊，如履薄冰"，轻而不浮（以下开步皆如此）；右拳落于左掌心内与震脚要协调一致，用劲齐整，气要下沉。

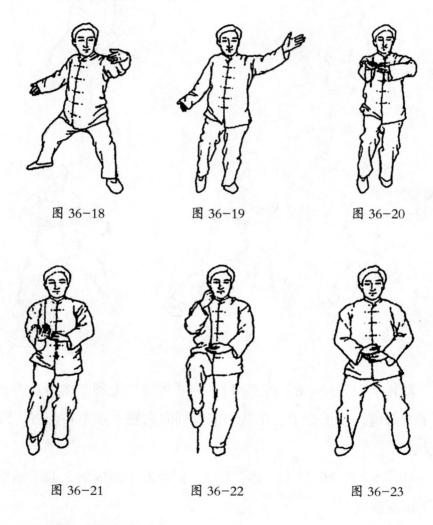

图 36-18　　　　　　图 36-19　　　　　　图 36-20

图 36-21　　　　　　图 36-22　　　　　　图 36-23

第三势　白鹤亮翅

动作 1（图 36-24、25、26、27）：身体微微向左转，重心右移，同时双手外旋，左下右上分开，掌心向外。

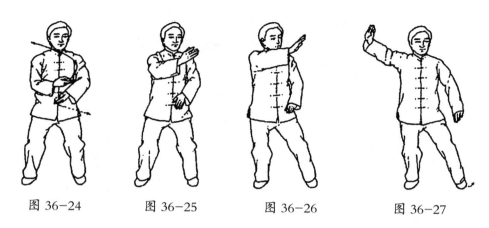

图 36-24　　　　　图 36-25　　　　　图 36-26　　　　　图 36-27

动作 2（图 36-28）：身体向左转，重心右移，左脚跟着地，脚尖外摆，同时双手继续外分。

动作 3（图 36-29、30、31）：身体向右转，重心移至左腿，右腿提起，向右前方 45 度开步，脚跟着地，同时双手内旋，合于胸前，使左手在上（面向东南）。

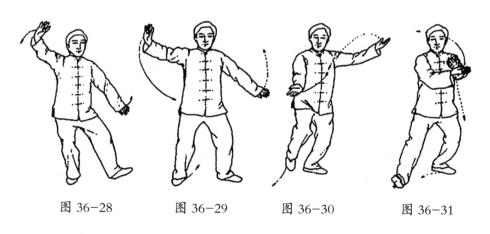

图 36-28　　　　　图 36-29　　　　　图 36-30　　　　　图 36-31

动作 4（图 36-32、33、34）：身体向左转，重心移至右腿，左腿收于体侧，脚尖点地，同时双手外旋，左手向下、右手向上划弧分开，掌心向外（面向东）。

要点：此势为典型的大开大合动作。上肢的开合要配合两腿的虚实转换，手合足开，手开足收。右肘两次抬起不得有架肘之意。转体时要以身领手，使动作圆满顺随。在即将形成定势时，重心要完全控制到右腿。

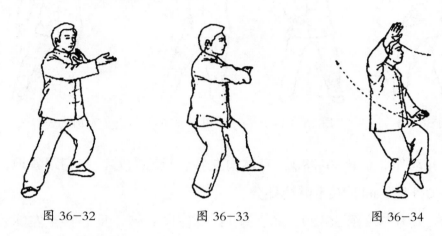

图 36-32　　　　　　图 36-33　　　　　　图 36-34

第四势　上三步

动作 1（图 36-35、36、37）：身体先向左转，然后向右转，左膝向上提起，同时双手划弧，左手内旋向上划弧至左膝上方，右手外旋下划至身体右侧。

动作 2（图 36-38）：左腿向左前 30 度开步，脚跟着地，同时左臂稍下沉。

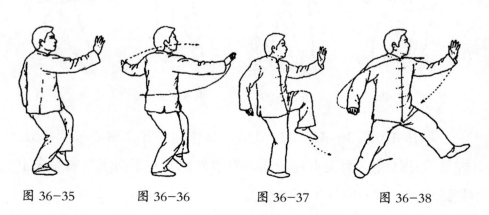

图 36-35　　　　图 36-36　　　　图 36-37　　　　图 36-38

动作 3（图 36-39、40）：身体向左转，重心移至左腿，右膝向上提起，同时左手向下划弧于体侧。右手经后向上划弧于右膝上方。

动作 4（图 36-41）：右脚向右前方 30 度开步，脚跟着地，同时右臂稍下沉。

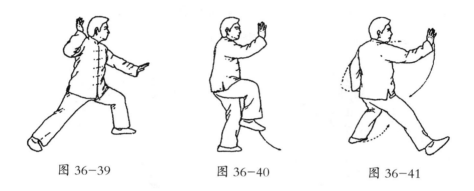

图 36-39　　　　　　图 36-40　　　　　　图 36-41

动作 5（图 36-42、43）：身体向右转，重心移至右腿，左膝向上提起，同时左手经后向上划弧于左膝上方，右手向下划弧于体侧。

动作 6（图 36-44）：左脚向左前 30 度开步，脚跟着地，同时左臂稍下沉（面向东南）。

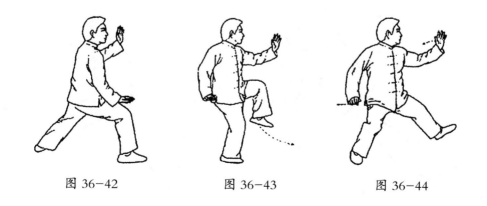

图 36-42　　　　　　图 36-43　　　　　　图 36-44

要点：动作应在连续上步中完成。上右腿时，要把重心控制在左腿；上左腿时，要把重心控制在右腿，注意两腿虚实分清，以身领手。上步时身体不要上耸，要做到圆满顺随，使无凹凸缺陷之处和内劲的中断。

第五势　斜行

动作1（图36-45、46）：身体向右转，重心要左移，同时左手内旋至左胸前，右手至右耳旁。

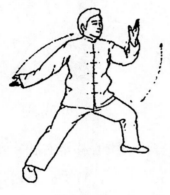 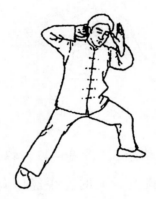

图 36-45　　　　　　　　　　　　图 36-46

动作2（图36-47、48）：身体向左转，重心移至左腿，同时左掌向外旋，向下划弧，经左膝下方变钩提起与肩平，右掌随身体内合。

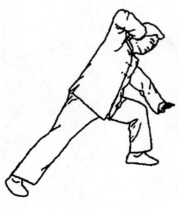 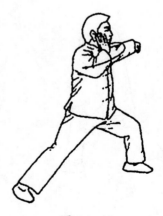

图 36-47　　　　　　　　　　　　图 36-48

动作 3（图 36-49、50）：身体稍向左转，右掌从左胸前经左臂内侧划弧分开至身体右侧，掌心向外。

动作 4（图 36-51）：松肩沉肘，气沉丹田（面向东）。

要点：注意屈膝松髋，虚领顶劲。斜行成势时应做到：内外相合，既要外形舒展，又要周身上下相合，达到八面支撑。

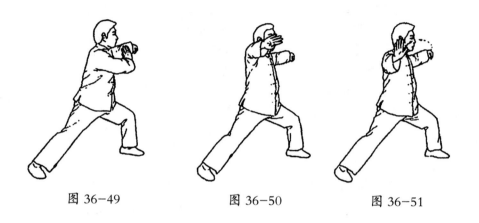

图 36-49　　　　　　　图 36-50　　　　　　　图 36-51

第六势　搂膝

动作 1（图 36-52）：两臂向上划弧至额前上方，掌心向外。

动作 2（图 36-53、54）：双手外分，向下划弧，合至左膝上方，掌心向上。

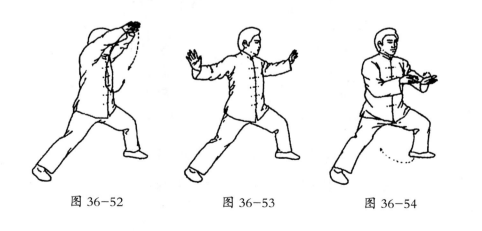

图 36-52　　　　　　　图 36-53　　　　　　　图 36-54

动作 3（图 36-55、56）：重心移至右腿，左腿提起，脚尖下垂，同时双手外旋，掌心向下，收于腹前。

动作 4（图 36-57）：双手由左膝上方向下发力，掌心向下。

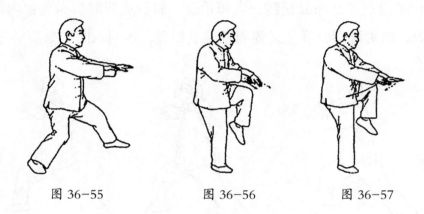

图 36-55　　　　　　　图 36-56　　　　　　　图 36-57

第七势　前蹚拗步

动作 1（图 36-58、59）：双手向右下方划弧，运行至身体右侧与肩平。

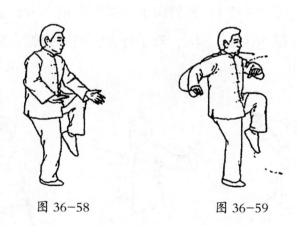

图 36-58　　　　　　　图 36-59

动作 2（图 36-60、61、62）：左脚向前开步，脚跟着地，脚尖外摆，同时双手向内旋，右手向上划弧与左手交叉于体前，右手在内。

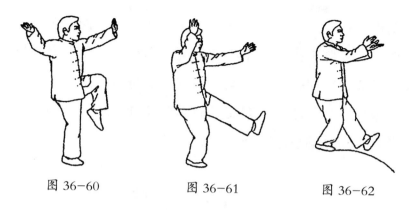

图 36-60　　　　　图 36-61　　　　　图 36-62

动作 3（图 36-63、64、65）：重心移至左腿，收右腿向右前方上步（面向东北）。

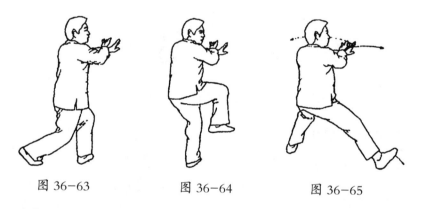

图 36-63　　　　　图 36-64　　　　　图 36-65

动作 4（图 36-66、67、68）：身体左转，重心右移，双手外旋，两臂向上划弧分至身体两侧前，掌心向外。

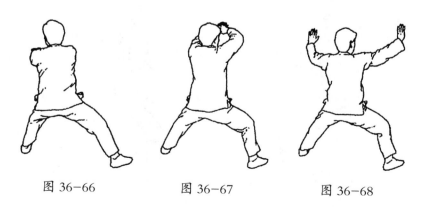

图 36-66　　　　　图 36-67　　　　　图 36-68

动作 5（图 36-69）：松肩沉肘，气沉丹田（面向东北）。

要点：左膝上提时，重心微下沉，两掌向右侧下缠要与左膝上提相对应，以保持身体平衡。两掌落于身体右侧，接着缠至胸前，要做到内劲不断；两臂交叉时须合住劲，然后分向左右，意贯拇指上，同时重心微下降，气沉丹田。

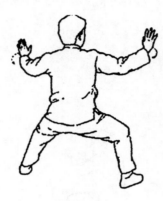

图 36-69

第八势　掩手肱拳

动作 1（图 36-70）：重心左转，双手向内旋微下沉。

动作 2（图 36-71）：身体右转，重心左移，向外摆右脚尖，同时左手收于左胸前，右手握拳，收于右肋（面向东）。

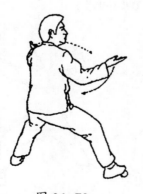

图 36-70

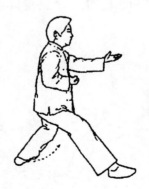

图 36-71

动作 3（图 36-72、73）：重心移至右腿，左腿提起向左前方45 度开步，左脚跟着地，左手合于胸前，右拳蓄劲，拳心向上。

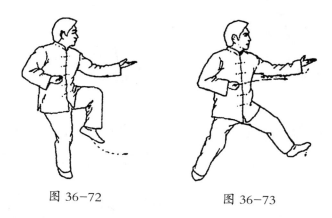

图 36-72　　　　　　　图 36-73

动作 4（图 36-74）：重心迅速左移，身体向左转，右脚蹬地，同时左肘用力后振，右拳用力前冲（面向东南）。

要点：动作要求顶劲领起，右膝微屈，重心下沉，气沉丹田，左膝上提与右膝形成上下对称之势，左掌与右拳相合。重心向左移，右腿后蹬，腰脊迅速左转将右拳发出，使气达于右拳。

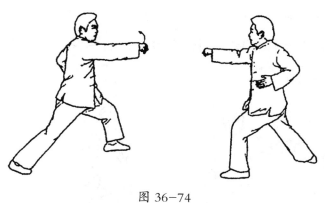

图 36-74

第九势　撇身拳

动作 1（图 36-75）：身体向左转，左掌变拳微内收，右拳上领。

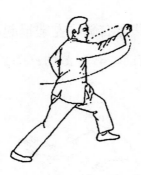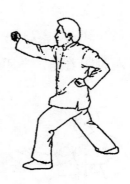

图 36-75

动作 2（图 36-76、77、78）：身体向右转，重心右移，同时左拳向上划弧至左胸前，右拳向下划弧至身体右侧，拳心相对。

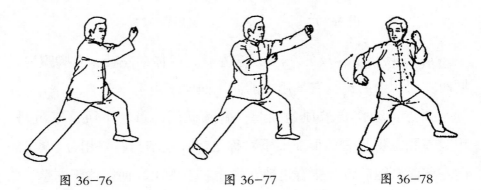

图 36-76　　　　　　图 36-77　　　　　　图 36-78

动作 3（图 36-79、80、81、82）：身体向左转，重心移至左腿，同时左拳经体前向下划弧至腰间，右拳经体前向上划弧至身体右前方与肩平，拳心向上。

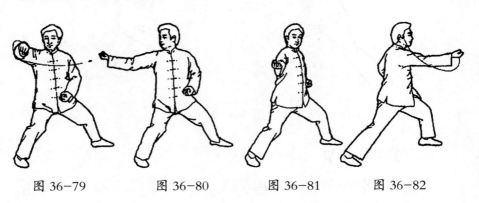

图 36-79　　　　图 36-80　　　　图 36-81　　　　图 36-82

动作4（图36-83、84、85）：身体向右转，重心移至右腿，同时左拳微向外旋收于腰间，左肘略向内，拳心向后，右拳外旋，屈肘收于太阳穴上方。

要点：动作连贯，一气呵成。注意以腰为轴，右臂随腰扭，自然转折。

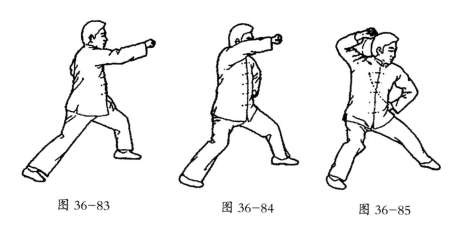

图 36-83　　　　　　　图 36-84　　　　　　　图 36-85

第十势　双推手

动作1（图36-86、87）：身体向右转，两拳变掌，双手相合于右胸前。

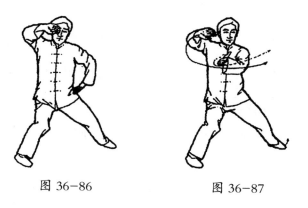

图 36-86　　　　　　　图 36-87

动作2（图36-88、89、90）：身体向左转，左脚尖外摆，同时双手向下划弧至身体左侧，与肩平。

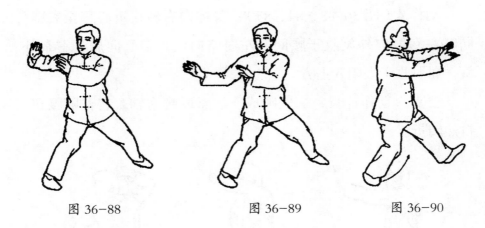

图 36-88   图 36-89   图 36-90

动作 3（图 36-91、92）：重心移至左腿，右腿提起向右侧 30 度开步，脚跟着地，两手随身体转动。

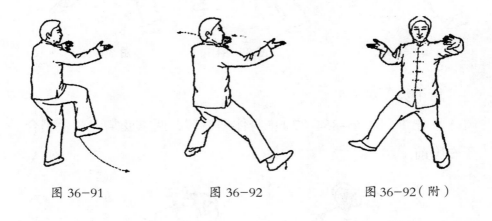

图 36-91   图 36-92   图 36-92（附）

动作 4（图 36-93、94、95）：重心移至右腿，同时双手相合于左肩上，掌心相对。

动作 5（图 36-96）：左脚收于体侧，脚尖点地，同时双手向前推，掌心向前。

要点：动作过渡时注意右髋放松下沉，避免左肩上抬，保持不丢不顶的身法；向前推手时，注意不要耸肩，要沉肩坠肘，含胸塌腰，松髋下沉，气贯指尖。

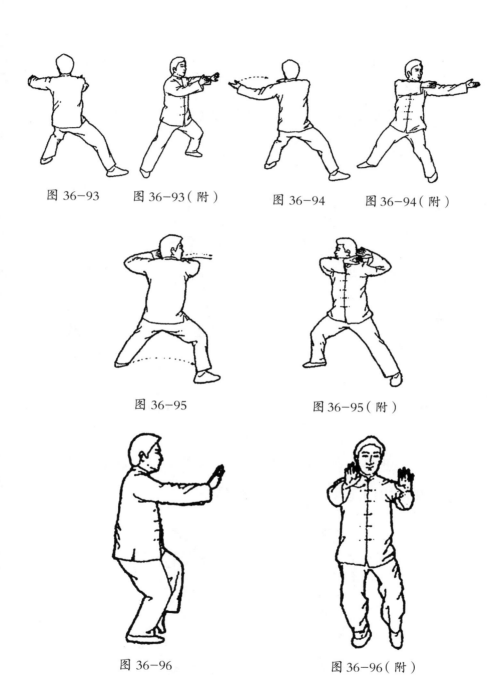

图 36-93　　　图 36-93（附）　　　　图 36-94　　　图 36-94（附）

图 36-95　　　　　　　图 36-95（附）

图 36-96　　　　　　　图 36-96（附）

第二段

第十一势　三换掌

动作1（图36-97、98）：左掌内旋向前，掌心向内，同时右掌收于胸前，掌心向上。

动作2（图36-99、100）：左掌下划收回，掌心向上，同时右掌外旋上划发力，掌心向外。

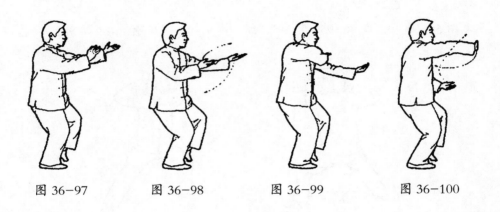

图 36-97　　　图 36-98　　　图 36-99　　　图 36-100

动作3（图36-101、102）：左掌外旋向前发力，掌心向前，右掌收于胸前。

要点：此势注意以身带手，"用力在腕，机关在腰"。换掌时，注意身法的协调配合，使内气贯通不断。

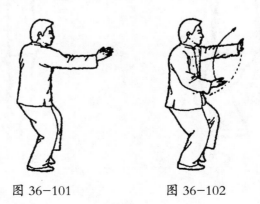

图 36-101　　　图 36-102

第十二势　肘底捶

动作1（图36-103、104、105）：两掌同时外旋，左掌向下、右掌上划弧分开。

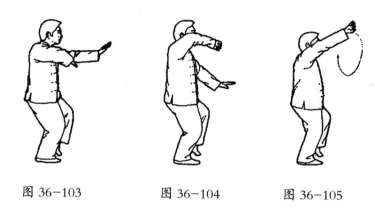

图36-103　　　　图36-104　　　　图36-105

动作2（图36-106、107、108、109）：两臂继续划弧，左上右下，左臂屈肘，右掌变拳合于左肘下，重心下沉。

要点：左掌屈肘下沉，右掌变拳托于左肘下，左肘有下沉之意，右拳有微往上托之意，使之形成合劲。

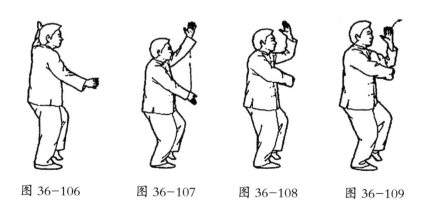

图36-106　　　图36-107　　　图36-108　　　图36-109

第十三势　倒卷肱

动作1（图36-110、111）：左手上领，右拳变掌于左臂上。

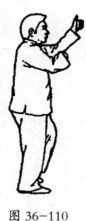

图 36-110

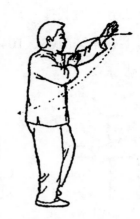

图 36-111

动作 2（图 36-112、113）：提左腿向左后退一步，重心在右腿，同时左手向下、右手向上划弧分开，掌心向下。

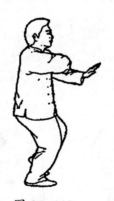

图 36-112

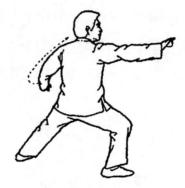

图 36-113

动作 3（图 36-114、115）：重心移至左腿，同时两掌向上，左手收至左耳旁，右手微内旋。

动作 4（图 36-116、117、118）：提右腿向右后方退一步，同时右手向下、左手向上划弧分开。

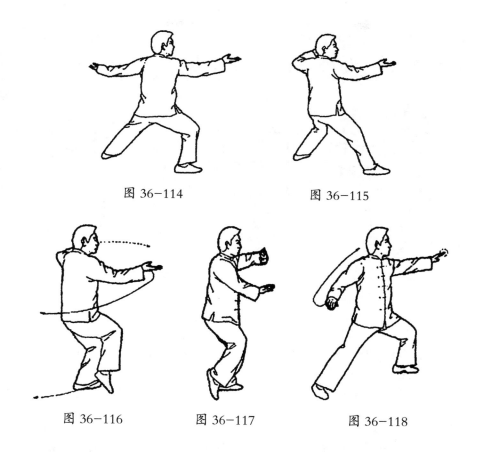

图 36-114   图 36-115

图 36-116   图 36-117   图 36-118

动作 5（图 36-119、120）：重心移至右腿，同时两掌心向上，左手微向内旋，右手收至右耳旁。

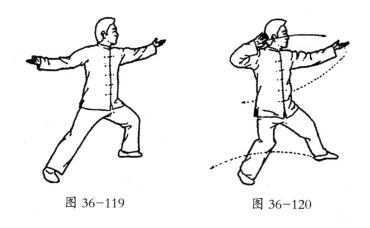

图 36-119   图 36-120

动作 6（图 36-121、122、123）：提左腿向左后方退一步，同时左手向下、右手向上划弧分开。

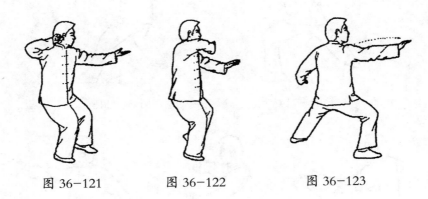

图 36-121　　　　　图 36-122　　　　　图 36-123

第十四势　退步压肘

动作 1（图 36-124、125、126）：身体右转，左手与右手相合于身体右侧，掌心向外。

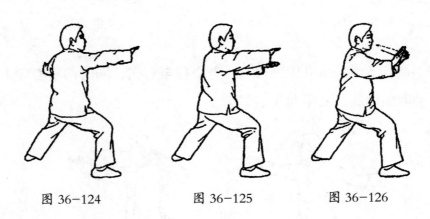

图 36-124　　　　　图 36-125　　　　　图 36-126

动作 2（图 36-127、128）：身体向左转，重心左移，双手向下划弧至左上方。

动作 3（图 36-129、130、131）：身体向右转，重心右移，同时双手随转体运至右侧。

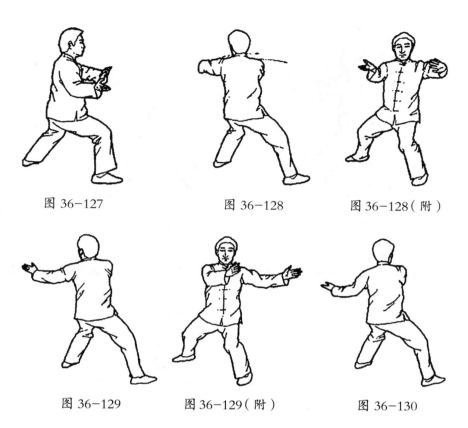

图 36-127   图 36-128   图 36-128（附）

图 36-129   图 36-129（附）   图 36-130

动作 4（图 36-132、133）：身体微右转，重心左移，同时右手下沉划弧于右肋旁，左手微内旋。

动作 5（图 36-134）：身体向左转，左手收于胸前，重心偏右。

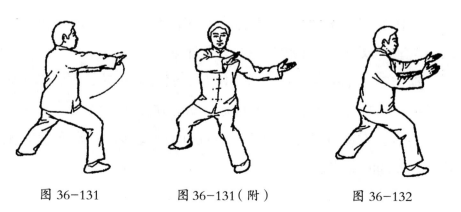

图 36-131   图 36-131（附）   图 36-132

第三章 古代导引养生功

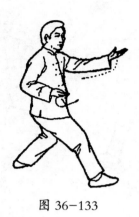

图 36-133

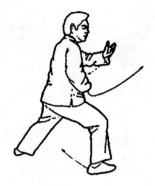

图 36-134

动作 6（图 36-135、136）：重心移至左腿，右腿收半步于体前，脚尖点地，同时左手收于腹前。

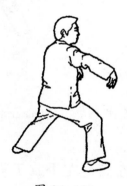

图 36-135

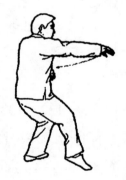

图 36-136

动作 7（图 36-137）：身体微右转，右腿收于左脚内侧，右脚尖点地，双手交叉于胸前，左里右外。

动作 8（图 36－138、139、140）：身体向右转，右腿迅速撤步后震，同时左掌前推，右肘后振，重心在左腿。

要点：右脚在右后方震脚，右肘向后发劲，左掌向前方发劲，三者同时完成。

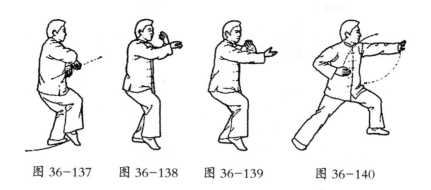

图 36-137   图 36-138   图 36-139   图 36-140

第十五势　　白蛇吐信

动作 1（图 36-141、142）：身体向左转，同时左手向下划弧于体侧，右手向上划弧于右上方。

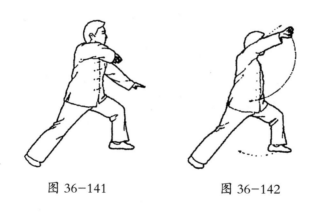

图 36-141   图 36-142

动作 2（图 36-143、144）：身体向右转，重心移至右腿，左脚收回，脚尖点地，同时左手向上，右手向下划弧，左手至左上方，右手至右腰间。

动作 3（图 36-145）：提左腿向左前方开步，脚跟着地。

动作 4（图 36-146、147）：身体向左转，重心移至左腿，同时左手向下划弧至左侧，右手掌心向上，内旋向前穿出（面向东）。

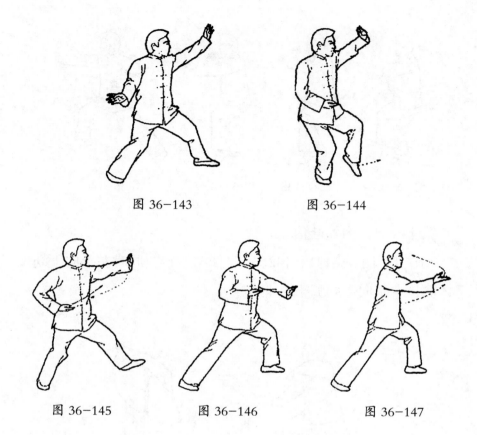

图 36-143   图 36-144

图 36-145   图 36-146   图 36-147

第十六势　闪通背

动作 1（图 36-148、149）：身体稍右转，重心右移，左脚尖里扣，同时左掌划弧至左上方，右掌外旋上划至右上方。

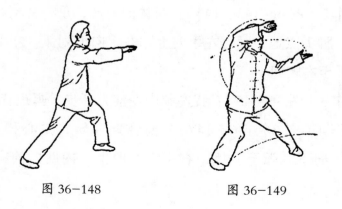

图 36-148   图 36-149

动作2（图36-150、151、152）：重心移至左腿，身体向右转180度，右腿提起，随转体迅速后撤一步，同时两掌随着转动，上抡下按至体前，左上右下（面向正西）。

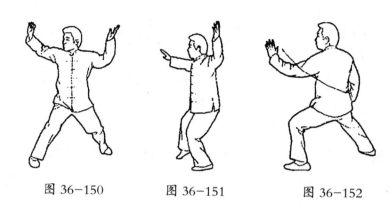

图 36-150　　　　图 36-151　　　　图 36-152

第十七势　前蹚拗步

动作1（图36-153）：右手内旋向上划弧，与左手相合。

动作2（图36-154、155、156）：身体稍右转，重心移至右腿，左膝提起，同时双手向下划弧运行至身体右侧。

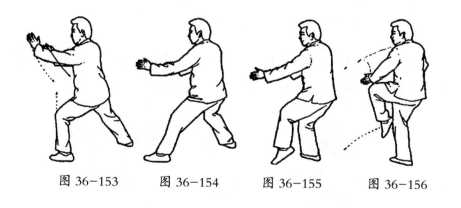

图 36-153　　　图 36-154　　　图 36-155　　　图 36-156

动作3（图36-157、158、159、160）：身体向左转，左脚向前开步，脚跟着地，脚尖外摆，同时左手向内旋，右手向上划弧，与左手交叉于体前，右手在上，掌心向上。

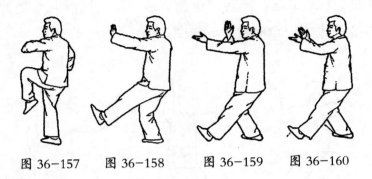

图 36-157　　图 36-158　　图 36-159　　图 36-160

动作 4（图 36-161、162、163）：将重心移至左腿，收右腿，向右前方开步（面向西南）。

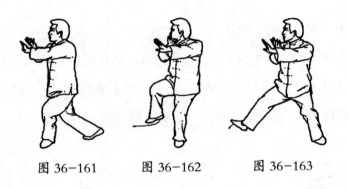

图 36-161　　　图 36-162　　　图 36-163

动作 5（图 36-164、165、166）：身体向左转，将重心右移，双手外旋向上划弧分至身体两侧前，掌心向外。

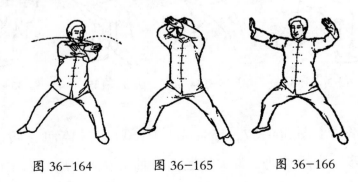

图 36-164　　　图 36-165　　　图 36-166

动作6（图36-167）：松肩沉肘，气沉丹田（面向西南）。

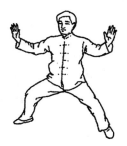

图 36-167

第十八势　青龙出水

动作1（图36-168、169）：身体向左转，使重心右移，同时双手内旋相合于胸前，左上右下，掌心向上。

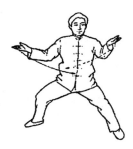 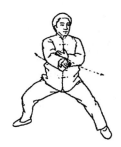

图 36-168　　　　　图 36-169

动作2（图36-170、171）：身体向右转，重心快速移至左腿，同时左掌变拳，快速向左侧发力，右肘后振（面向西南）。

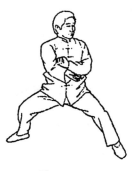 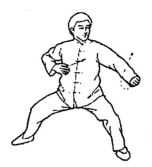

图 36-170　　　　　图 36-171

第十九势　击地捶

动作1（图36-172）：身体稍左转，同时左拳变掌外旋，与肩同高，右手内旋至左胸前。

动作2（图36-173、174、175）：身体向右转，使重心左移，右脚尖外摆，同时双手由身体左侧运至右侧。

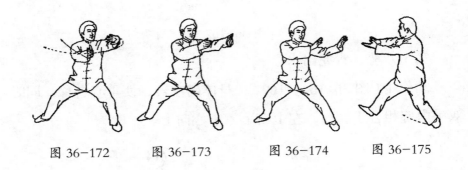

图36-172　　　图36-173　　　图36-174　　　图36-175

动作3（图36-176、177）：身体继续右转，重心移至右腿，左腿提起向左侧45度开一大步，同时双手随身转动至身体右侧与肩平。

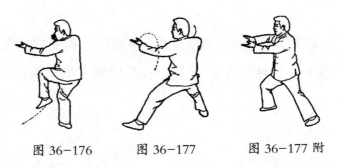

图36-176　　　图36-177　　　图36-177附

动作4（图36-178、179、180、181）：身体向左转，重心移至左腿，同时左掌变拳外旋，先向下划弧，后上提至左肩上方，右掌变拳外旋，由右上方向体前下击（面向西北）。

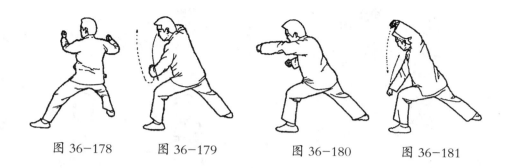

图 36-178　　　图 36-179　　　　图 36-180　　　　图 36-181

第三段

第二十势　二起脚

动作1（图36-182、183）：重心右移，同时左拳向下外旋于左膝旁，右臂屈肘向上外旋提于胸前。

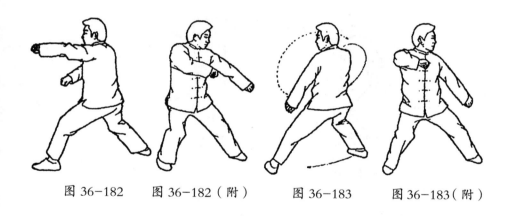

图 36-182　　图 36-182（附）　　图 36-183　　图 36-183（附）

动作2（图36-184、185、186、187）：身体向右转，重心移至左腿，右脚收于左脚右前侧，右脚尖点地，同时左拳向上向前屈肘于左肩前上方，右拳向前下方置于身体右侧。

动作3（图36-188、189）：身体微右转，左拳外旋变掌微下落于左肩前，同时右臂向后划弧屈肘于右肩上。

动作4（图1-190、191、192、193、194、195）：右脚踏实，左腿向上抬起，随即下落，右脚迅速蹬地跃起，伸平脚面向上

踢，同时右拳变掌由后向前、向上与右脚面迎击，左拳变掌向下
划弧经身后至左侧，右脚下落至左脚内侧（面向东）。

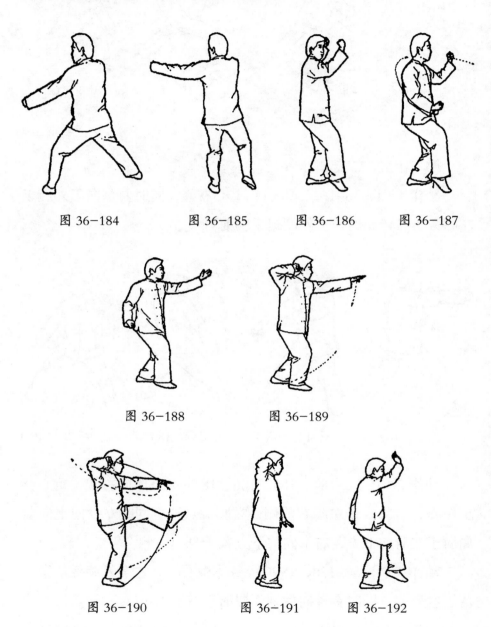

图 36-184　　　图 36-185　　　图 36-186　　　图 36-187

图 36-188　　　　　图 36-189

图 36-190　　　　图 36-191　　　图 36-192

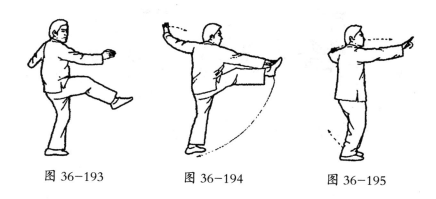

图 36-193　　　　　　图 36-194　　　　　　图 36-195

第二十一势　护心拳

动作 1（图 36-196、197、198、199）：重心右移，提左脚向左侧后方横开一步，同时身体先左转再右转，左掌向上、向前内旋；右掌向下、向后、向上外旋，与左手合于右胸前。

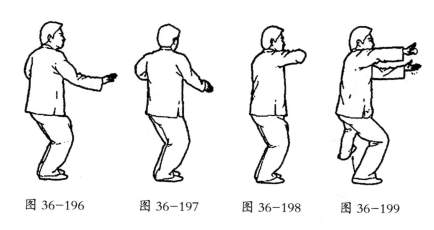

图 36-196　　　图 36-197　　　图 36-198　　　图 36-199

动作 2（36-200、201、202）：重心左移，提右脚收于左脚内侧，右脚尖点地，同时双手运于胸前。

动作 3（图 36-203、204、205）：提右脚向右前方开出，身体左转，双掌变拳向左上发力，左拳于左侧上方略高于肩，右拳于右胸前，拳心向里。

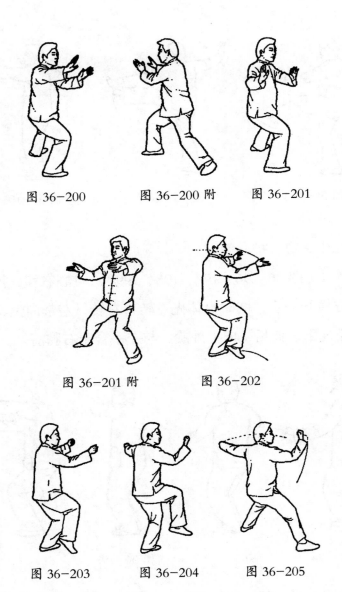

图 36-200　　　　图 36-200 附　　　　图 36-201

图 36-201 附　　　　图 36-202

图 36-203　　　　图 36-204　　　　图 36-205

动作 4（图 36-206、207、208）：重心右移，左拳内旋收于左前方，右拳向下向外内旋置于右侧。

动作 5（图 36-209、210、211、212）：身体向左转，同时左拳由上向下收于腹前，右拳由下向上置于头部右侧，再由上向下屈臂下沉与左拳相合，拳眼向上。

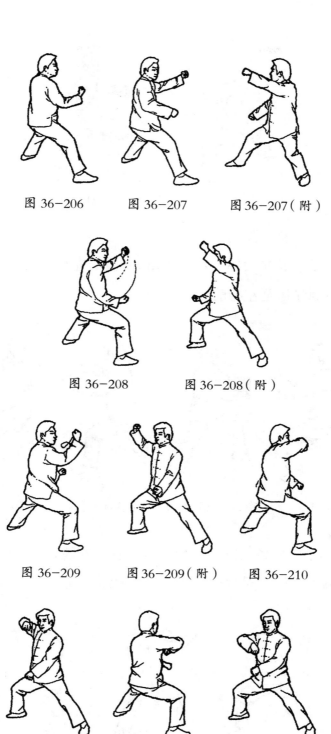

图 36-206　　　　图 36-207　　　　图 36-207（附）

图 36-208　　　　　图 36-208（附）

图 36-209　　　　图 36-209（附）　　　　图 36-210

图 36-210（附）　　图 36-211　　　　图 36-211（附）

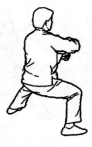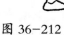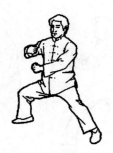

图 36-212　　　　　　图 36-212（附）

第二十二势　前招

动作 1（图 36-213、214、215）：重心左移，同时两拳变掌，由右向左划弧运至左胸前。

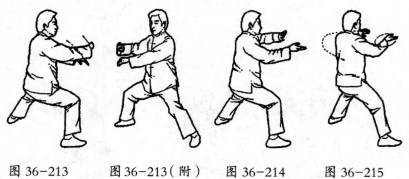

图 36-213　　　图 36-213（附）　　　图 36-214　　　图 36-215

动作 2（图 36-216、217）：重心移至右腿，提左脚收于右脚内侧，脚尖点地，同时双手经下向右划弧，置于体前。

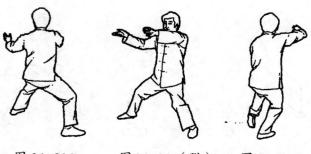

图 36-216　　　　图 36-216（附）　　　图 36-217

动作3（图36-218）：左脚向左前方开步，脚内侧着地。

动作4（图36-219、220、221）：重心左移，提右脚收于左脚右前方，脚尖点地，同时两手向下向左划弧运至身体前。左手置于左胸前，右手置于右腹前（面向北）。

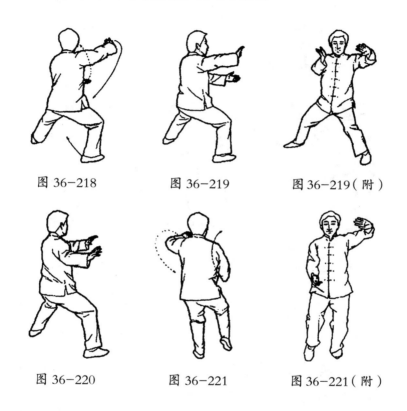

图 36-218　　　　　图 36-219　　　　　图 36-219（附）

图 36-220　　　　　图 36-221　　　　　图 36-221（附）

第二十三势　后招

动作（图36-222、223、224）：重心移至右腿，左脚尖点地，同时双手由左向下、向右划弧运出至体前。左手置于左腹前，右手置于右胸前（面向北）。

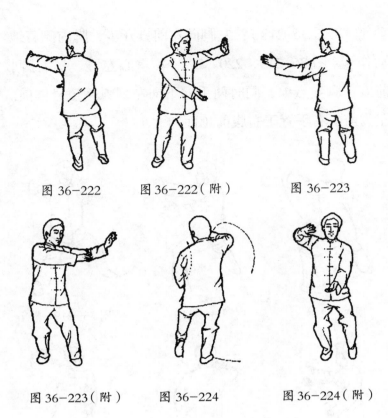

图 36-222　　　　　图 36-222（附）　　　　图 36-223

图 36-223（附）　　　图 36-224　　　　　图 36-224（附）

第二十四势　右蹬一跟

动作 1（图 36-225、226、227）：重心移至左腿，提右腿向右横开一步，脚跟着地，同时双手左上、右下划弧运出。左手置于左上方，与头同高，右手置于右膝上方。

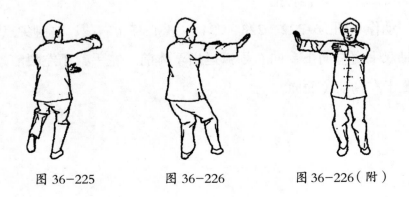

图 36-225　　　　　图 36-226　　　　　图 36-226（附）

动作2（图36-228）：身体略左转，右手向内、向上划弧于胸前。

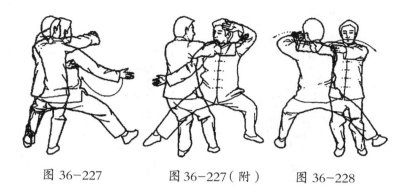

图 36-227　　　图 36-227（附）　　　图 36-228

动作3（图36-229、230）：双手同时向外分于身体两侧，略高于肩。

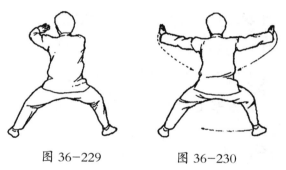

图 36-229　　　　　图 36-230

动作4（图36-231、232）：重心移至左腿，提右脚收于左脚内侧，脚尖点地，同时两手向内合于腹前。

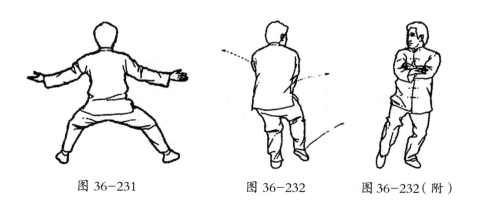

图 36-231　　　　图 36-232　　　图 36-232（附）

动作 5（图 36–233、234）：提右腿，向右侧蹬出，同时双手向两侧发出（面向北）。

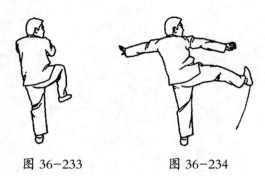

图 36–233　　　　　图 36–234

第二十五势　左蹬一跟

动作 1（图 36–235）：右脚下落，脚跟着地。

动作 2（图 36–236、237、238、239、240）：重心移至右腿，转体 180 度，提左脚向左开一大步，同时左手由左向下划弧运至左膝上方，右手外旋至头右侧。

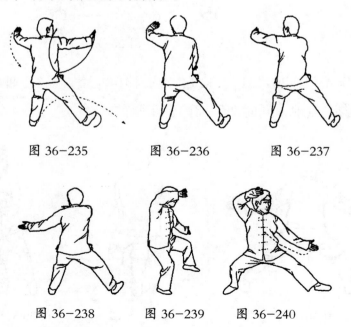

图 36–235　　　图 36–236　　　图 36–237

图 36–238　　　图 36–239　　　图 36–240

动作 3（图 36-241、242）：重心左移，左手由内向上划弧于胸前。

动作 4（图 36-243）：双手同时向外分于身体两侧，略高于肩。

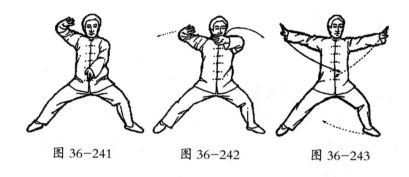

图 36-241　　　　图 36-242　　　　图 36-243

动作 5（图 36-244、245）：重心移至右腿，提左脚收于右脚内侧，脚尖点地，同时双手向内合于腹前。

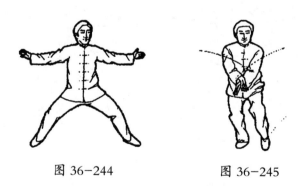

图 36-244　　　　图 36-245

动作 6（图 36-246、247）：提左腿，向左侧蹬出，同时双手向两侧发出（面向南）。

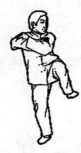
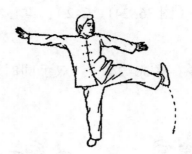

图 36-246   图 36-247

第二十六势　玉女穿梭

动作 1（图 36-248）：左脚下落，脚跟着地。

动作 2（图 36-249、250、251）：重心左移，提右腿于体前半步，脚尖点地，同时上体左转 90 度。右手由右向上划弧，与左手合于胸前。

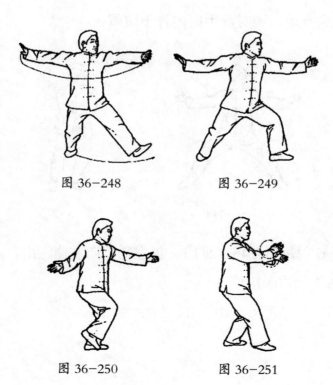

图 36-248   图 36-249

图 36-250   图 36-251

动作3（图36-252、253）：两手经内向上，继而向下，同时身体微下蹲。

动作4（图36-254、255）：双手上抬，同时双脚微向上跃起，随即下震，双手下按。

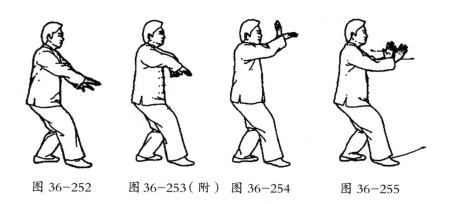

图 36-252　　图 36-253（附）　图 36-254　　　图 36-255

动作5（图36-256、257、258）：右腿提起向前开步，左臂后收，右手前推。

动作6（图36-259）：提左脚的同时左手前推，右臂后收。

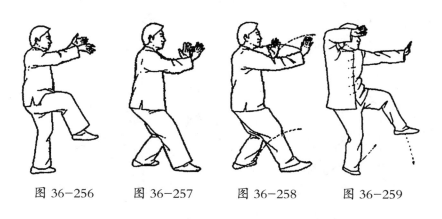

图 36-256　　　图 36-257　　　图 36-258　　　图 36-259

动作7（图36-260、261、262）：左脚落地，提右脚，转体180度，向右开一大步，重心移至右腿（面向北）。

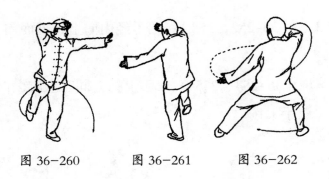

图 36-260   图 36-261   图 36-262

第二十七势　懒扎衣

动作 1（图 36-263、264、265）：重心移至左腿，提右脚收于左脚内侧，脚尖点地，同时双手左上右下划弧交叉合于胸前。

动作 2（图 36-266、267）：提右脚，向右横开一大步，身体微左转。

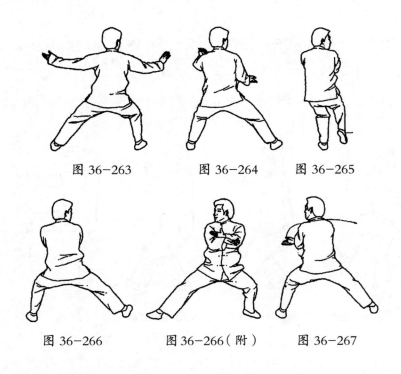

图 36-263   图 36-264   图 36-265

图 36-266   图 36-266（附）   图 36-267

动作 3（图 36-268、269、270）：重心移至右腿，左手内旋向下置于左肋旁，五指叉腰，拇指在后；右手向右划弧于右侧，略高于肩。

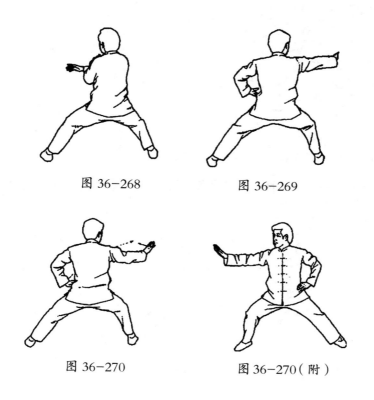

图 36-268　　　　　　　图 36-269

图 36-270　　　　　　图 36-270（附）

第二十八势　六封四闭

动作1（图36-271、272）：左手向右上划弧与右手相合。

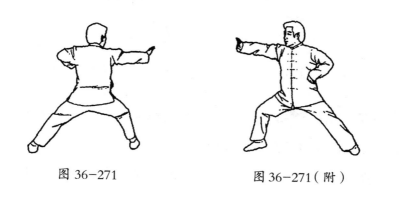

图 36-271　　　　　　图 36-271（附）

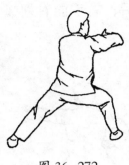
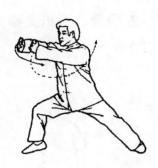

图 36-272　　　　　　　　　图 36-272（附）

　　动作 2（图 36-273、274、275）：重心左移，双手由右向下划弧分别运于身体两侧，略高于肩，左手腕内旋，右掌上托。

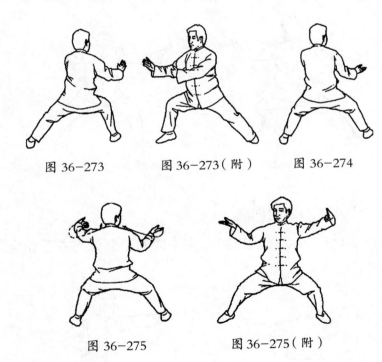

图 36-273　　　图 36-273（附）　　　图 36-274

图 36-275　　　　　　图 36-275（附）

　　动作 3（图 36-276、277）：重心移至右腿，身体左转，同时双手外分，随身体左转合于两耳旁。

　　动作 4（图 36-278）：身体右转，提左脚收于右脚旁，脚尖点地，同时两手向右下推出。

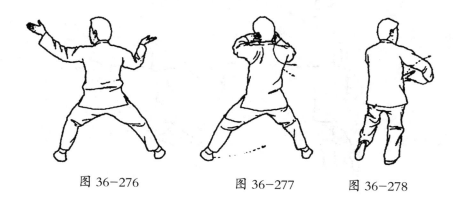

图 36-276　　　　　图 36-277　　　　　图 36-278

第二十九势　单鞭

动作 1（图 36-279、280）：身体微右转，两手内旋，收于胸前。左手掌心向上，右手掌心斜向内。

动作 2（图 36-281、282）：右手变勾，经左掌向右上方划出，略高于肩，左手收于左腹前。

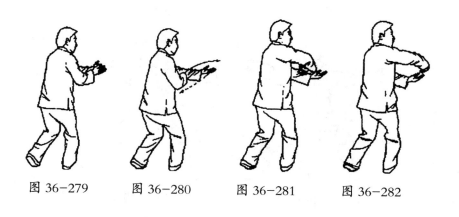

图 36-279　　　图 36-280　　　图 36-281　　　图 36-282

动作 3（图 36-283、284）：提左脚向左侧开一大步，脚跟着地。

动作 4（图 36-285、286、287）：左手向右上划弧至右侧，重心左移，左手外旋，向左划弧至左侧。

动作5（图36-288）：沉肩坠肘，气沉丹田。

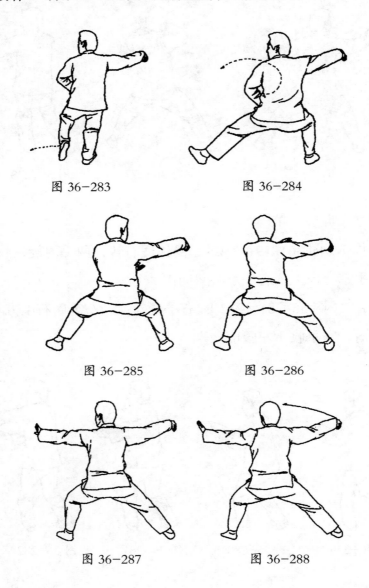

图 36-283　　　　　　　　　图 36-284

图 36-285　　　　　　　　　图 36-286

图 36-287　　　　　　　　　图 36-288

第四段

第三十势　雀地龙

动作1（图36-289、290）：两手变拳，身体左转，左拳向左侧外旋，右拳向下划弧于胸前。

动作2（图36-291、292）：重心右移，身体微左转，再右转，左拳内旋下落于左膝上，右拳向左、向上划弧于头右侧。

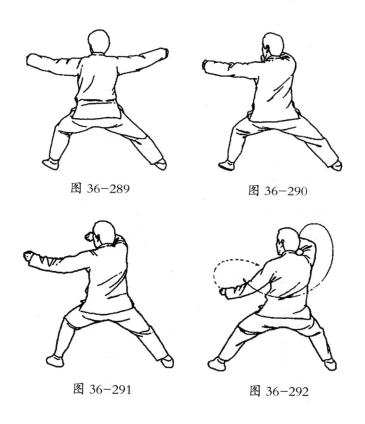

图36-289   图36-290

图36-291   图36-292

动作3（图36-293、294、295）：重心移至左腿，同时身体左转，左拳由下向上划弧，右拳自上向下划弧合于胸前。

动作4（图36-296、297、298）：重心移至右腿，下蹲，左拳向外旋前伸至小腿内侧，右拳向上开至右后方（面向西）。

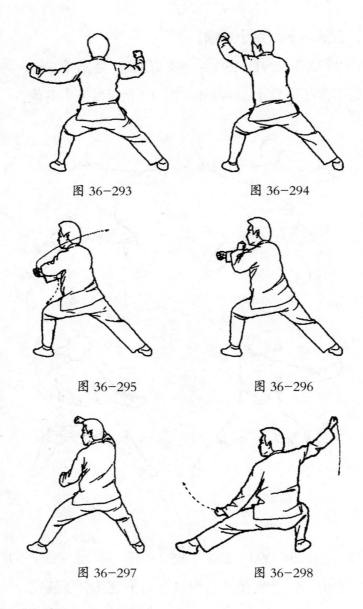

图 36-293　　　　　　　　图 36-294

图 36-295　　　　　　　　图 36-296

图 36-297　　　　　　　　图 36-298

第三十一势　上步七星

动作 1（图 36-299）：重心移至左腿，同时左拳由下向上冲，略高于肩，右拳下落置于右膝上方。

动作 2（图 36-300）：提右脚向前上步，脚尖点地，同时右拳向前经左腕外侧冲出，两拳以腕部交叉于胸前（面向西）。

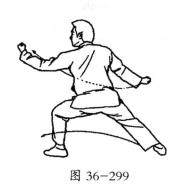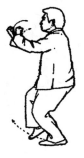

图 36-299　　　　　　　图 36-300

第三十二势　小擒打

动作 1（图 36-301、302、303）：重心移至右腿，左脚提起，身体微右转，两拳变掌，外旋于右胸前。

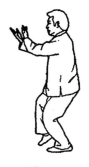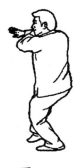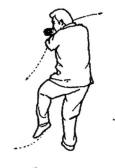

图 36-301　　　　图 36-302　　　　图 36-303

动作 2（图 36-304）：提左脚向左开一大步，脚跟着地，身体下蹲，同时左手向左斜下方划出，右手向右斜上方划出，位于身体两侧。

动作 3（图 36-305、306）：重心移至左腿，身体微左转，同时左手随身体上起，略高于肩，右手向下、向前划弧与左手相合。

动作 4（图 36-307、308）：重心右移，身体微右转，左手向内收于左胸前，右手向右上划弧至右肩前。

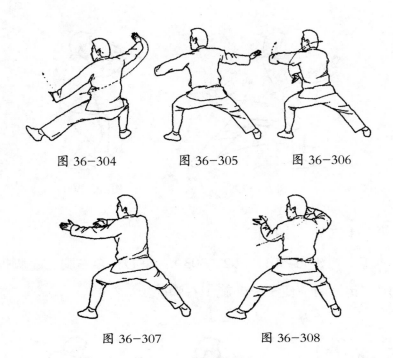

图 36-304　　　　图 36-305　　　　图 36-306

图 36-307　　　　　　　图 36-308

动作5（图36-309、310）：重心左移，蹬右腿，左臂外旋上抬，同时右掌向左推出，置于左肋前（面向西北）。

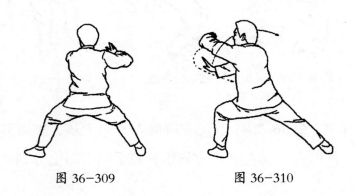

图 36-309　　　　　　　图 36-310

第三十三势　云手

动作1（图36-311、312、313）：身体右转，重心右移，同时双手由左向右运出，左手居于腹前，右手居于右胸前。

动作2（图36-314、315、316）：重心左移，身体右转，右脚置左脚后使右腿与左腿交叉，同时双手由右向左运出，左手居于左胸前，右手居于腹前。

动作3（图36-317、318、319）：身体微右转，重心移至右腿，左脚向左横开一步，右掌内旋向上外旋，屈肘置于右胸前；左掌内旋向下、向内至左腹前（面向北）。

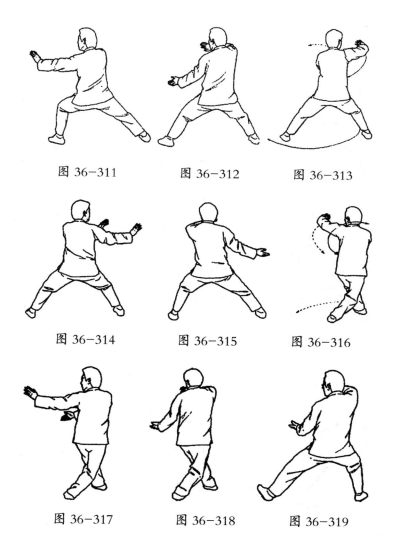

图 36-311　　　　图 36-312　　　　图 36-313

图 36-314　　　　图 36-315　　　　图 36-316

图 36-317　　　　图 36-318　　　　图 36-319

动作4（图36-320至340）：以上动作重复三次。

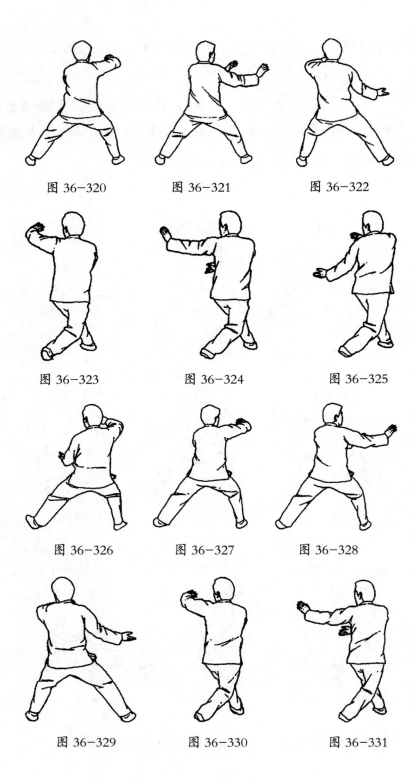

图 36-320   图 36-321   图 36-322

图 36-323   图 36-324   图 36-325

图 36-326   图 36-327   图 36-328

图 36-329   图 36-330   图 36-331

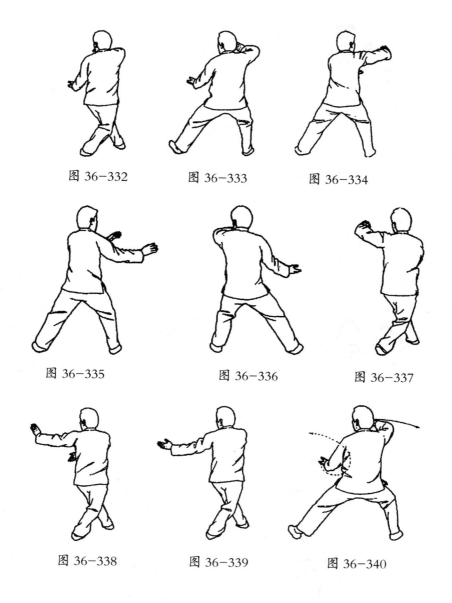

图 36-332　　　　　　图 36-333　　　　　　图 36-334

图 36-335　　　　　　图 36-336　　　　　　图 36-337

图 36-338　　　　　　图 36-339　　　　　　图 36-340

第三十四势　高探马

动作 1（图 36-341、342、343）：重心左移，左手由内向左上方划出，右手外旋于身体右侧，两臂与肩同高。

动作 2（图 36-344、345、346）：重心移至左腿，提右腿向右前方伸出，脚跟着地，同时双手划弧经两侧合于胸前。

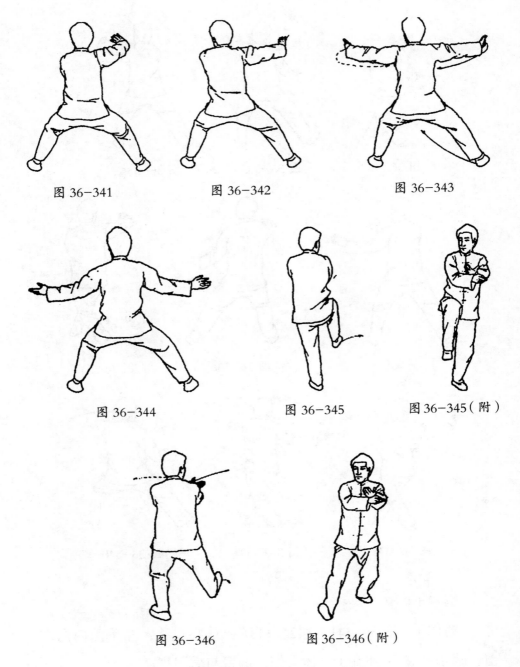

图 36-341　　　　　　图 36-342　　　　　　图 36-343

图 36-344　　　　　　图 36-345　　　　　图 36-345（附）

图 36-346　　　　　图 36-346（附）

动作 3（图 36-347、348、349）：重心右移，身体右转，同时双手向两侧分开。

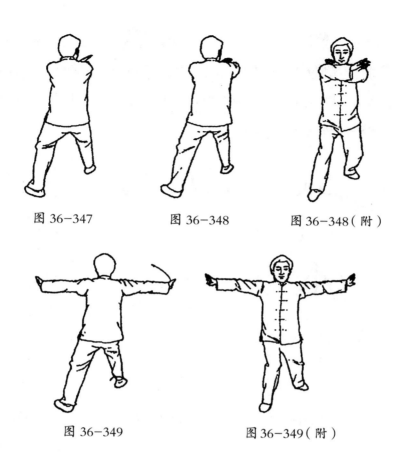

图 36-347　　　　图 36-348　　　　图 36-348（附）

图 36-349　　　　　　图 36-349（附）

动作 4（图 36-350、351）：重心左移，身体微左转，右脚尖向里扣，右手微上收。

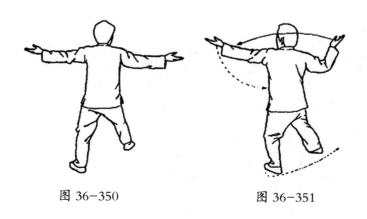

图 36-350　　　　　　图 36-351

动作 5（图 36-352、353）：身体继续左转 90 度，重心移至右腿，同时左脚收于右脚侧，脚尖点地，随转体左掌收于右肘下。

动作 6（图 36-354）：左掌向左收于左腹前，同时右掌向右推出，掌心向外（面向南）。

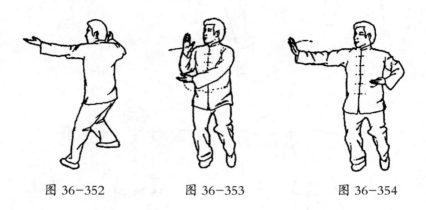

图 36-352　　　　图 36-353　　　　　　图 36-354

第三十五势　双摆莲

动作 1（图 36-355、356）：身体右转，再左转，双臂微内合再外开。

动作 2（图 36-357、358、359、360）：重心移至左腿，右脚跟提起，身体略左转，同时左手向左上划弧，右手向下划弧与左手合于胸前。

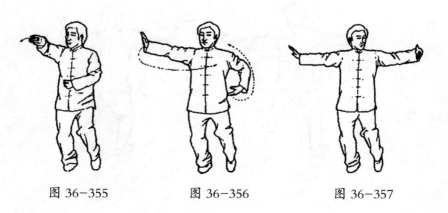

图 36-355　　　　图 36-356　　　　　　图 36-357

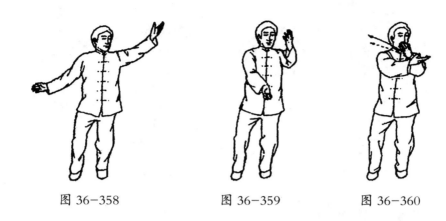

图 36-358   图 36-359   图 36-360

动作 3（图 36-361、362）：重心右移，身体右转 90 度，左脚尖点地，同时两臂微外旋。

动作 4（图 36-363、364）：重心移至右腿，提左脚向左前方 45 度开一大步，脚跟着地，同时左手向下、右手向右上方推出，左手于左膝上，右手与头同高。

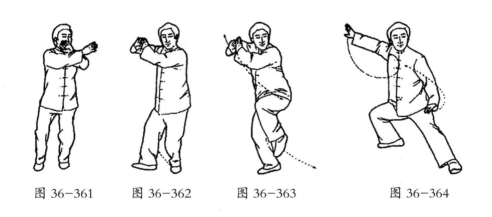

图 36-361   图 36-362   图 36-363   图 36-364

动作 5（图 36-365、366、367、368）：重心移至左腿，身体向左转，同时右手向下划弧与左手合于左前方，随后双手随身体右旋，经胸前划弧至右后方。

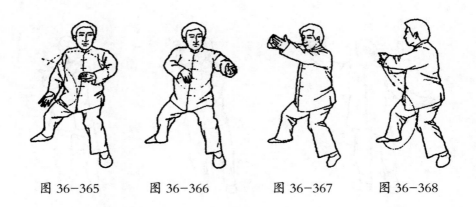

图 36-365　　　图 36-366　　　图 36-367　　　图 36-368

动作 6（图 36-369、370、371、372）：重心控制在左腿上，右腿向左前方提起，两掌向后摆。随即右脚向右后方做扇形外摆，两掌由后向前迎击右脚面，而后右腿下落，两手置于体前（面向西南）。

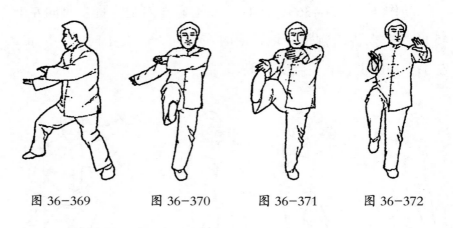

图 36-369　　　图 36-370　　　图 36-371　　　图 36-372

第三十六势　当头炮

动作 1（36-373、374、375）：右腿微上提，同时两掌变拳，向右下方置于身体右侧。

动作 2（36-376、377）：右脚向右后方蹬步，同时两拳由后经上、向左下方发力。

动作 3（图 36-378、379、380、381、382）：重心右移，同时两拳由左上方向下，先外后内旋收于腹前。

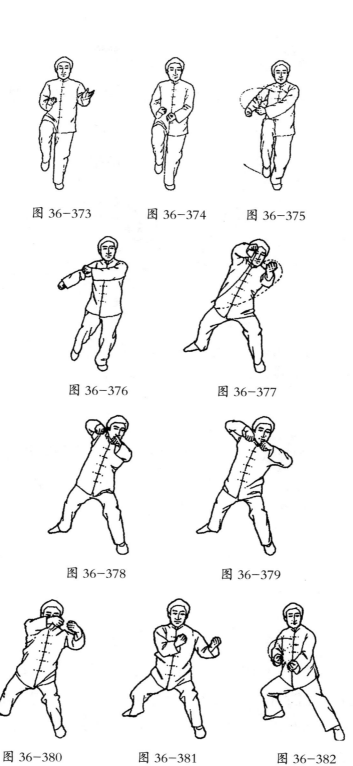

图 36-373　　　　图 36-374　　　　图 36-375

图 36-376　　　　　图 36-377

图 36-378　　　　　图 36-379

图 36-380　　　　图 36-381　　　　图 36-382

动作 4（图 36-383、384）：身体微左转，重心移至左腿，同时两拳内旋，向左前方用力发出，拳心向里（面向西南）。

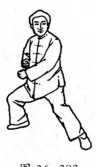
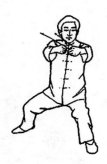

图 36-383　　　　　　　图 36-384

第三十七势　金刚捣碓

动作 1（图 36-385、386、387）：重心右移，同时两拳变掌，随左转体，由右经胸前划弧于身体右侧，与肩同高。

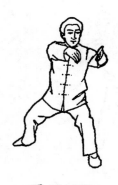
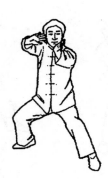
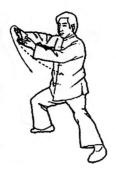

图 36-385　　　　　图 36-386　　　　　图 36-387

动作 2（图 36-388、389、390）：重心左移，身体微右转再左转，左手外旋，经腹前划弧至左前方，右手向下划弧于右后方。

动作 3（图 36-391、392、393）：重心移至左腿，右脚向右前方上步，脚尖点地，双手左下、右上合于左胸前，左手居于右小臂中部。

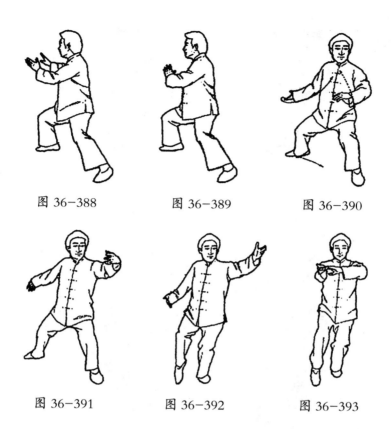

图 36-388　　　　　图 36-389　　　　　图 36-390

图 36-391　　　　　图 36-392　　　　　图 36-393

动作 4（图 36-394）：双手内旋，随身体微下沉。

动作 5（图 36-395）：右脚向上提起，左掌向里、向下沉至腹前，同时右掌变拳上提。

动作 6（图 36-396）：右脚落地震脚，同时右拳落于左掌心内。

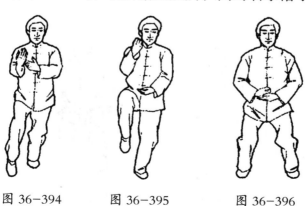

图 36-394　　　　　图 36-395　　　　　图 36-396

第三十八势　收势

动作1（图36-397、398）：右拳变掌，随即两手向两侧分开。

动作2（图36-399、400）：两手向上与肩平，掌心向下。

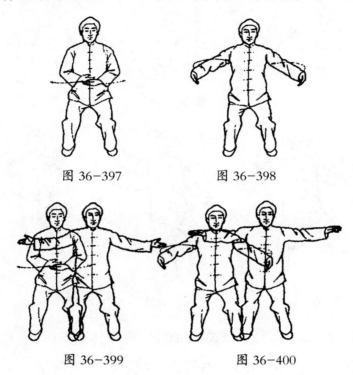

图 36-397　　　　　　　图 36-398

图 36-399　　　　　　　图 36-400

动作3（图36-401）：两手屈臂，收于胸前。

动作4（图36-402）：两手下落至腹前。

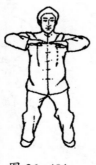 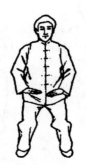

图 36-401　　　　　　　图 36-402

参考书目

1. 张广德.导引养生功全书·养生卷.济南：山东文艺出版社，1991.

2. 沈寿.导引养生图说.北京：人民体育出版社出版，1992.

3. 郑杰文.中国古代实用养生术.北京：清华大学出版社，2009.

4. 张广德.导引养生.北京：体育大学出版社，2001.

5. 周世荣.马王堆养生气功.长沙：湖南科学技术出版社，1990.

6. 王卜雄，周世荣.中国气功学术发展史.长沙：湖南科学技术出版社，1989.

7. 高大伦.张家山简《引书》研究.成都：巴蜀书社，1995.

8. 马继兴.马王堆医书考释.长沙：湖南科学技术出版社，1992.

9. 郭庆藩撰.庄子集注.上海：中华书局，1961.

11. 葛兆光.道教与中国文化.上海：上海人民出版社，1987.

12. 汉·刘安等.淮南子.上海：上海古籍出版社，1986.

13. 张荣明.中国古代气功与先秦哲学.上海：上海人民出版社，1987.

14. 葛兆光.中国思想史.上海：复旦大学出版社，2001.

15. 梅洛－庞蒂（法）.知觉现象学.北京：商务印书馆，2001.

16. 玛加·奈思特.肢体疗法百科.台湾：生命潜能文化事业有限公司发行，1999.

17. 肯恩·戴特沃德.身心合一.台湾：生命潜能文化事业有限公司发行，1998.

18. 邱丕相.马王堆导引术.贵阳：贵州东方音像出版社，1998.

19. 沈寿.导引养生图说.北京：人民体育出版社，1992.

20. 吴志超.导引养生史论稿.北京：北京体育大学出版社，1996.

21. 周一谋，萧佐桃.马王堆医书考注.天津：天津科学技术出版社，1988.

22. 苏学良.乾字龙门功.北京：高等教育出版社，1996.

23. 曹人发.中医推拿学.北京：人民卫生出版社，1992.

24. 郭庆藩.庄子集注.上海：中华书局，1961.

25. 葛兆光.道教与中国文化.上海：上海人民出版社，1987.

26. 张荣明.中国古代气功与先秦哲学.上海：上海人民出版社，1987.

27. 罗时铭.中国导引强身术.合肥：安徽科学技术出版社，1991.

28. 施仁潮，蔡敏燕，陈帮康.中华气功导引养生宝典.上海：

上海科学技术文献出版社，1998.

29. 郝勤 . 导引养生 . 成都：巴蜀出版社，1995.

30. 马王堆汉墓帛书整理小组 . 马王堆汉墓 . 北京：文物出版社，1982.

31. 潘霨 . 内功图说 . 北京：人民卫生出版社，1982.

32. 方春阳 . 中国养生大成 . 长春：吉林科学技术出版社，1989.

33. 李远国 . 中国道教气功养生大全 . 成都：四川辞书出版社，1991.

34. 程宝书，杨超 . 敬慎山房导引图 . 北京：军事医学科学出版社，2006.

35. 陈氏太极拳编委会 . 陈氏太极拳 2. 郑州：河南教育出版社，2006.